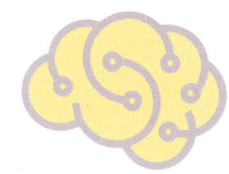

365일 매일매일 두뇌 건강을 위한 활동

하기쉬운 두뇌운동 ①

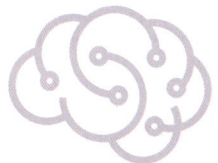

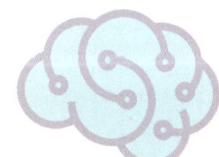

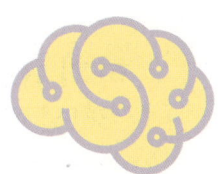

양 은 미

서울벤처대학원대학교 상담학박사
국제영어대학원대학교 영어교재개발학 석사
Pratt Institute 예술학 석사
한국과학기술원 공학사

㈜마음생각연구소 대표
집단상담 전문가, 시니어 교육 전문가

저서)『만다라와 마음챙김』,『매일매일 두뇌튼튼 시리즈』외 다수

하기쉬운 두뇌운동①
365일 매일매일 두뇌 건강을 위한 활동

발행일: 2022년 8월 1일
지은이: 양은미
발행처: 주식회사 마음생각연구소

출판등록: 제 2022-000075호
주소: 서울특별시 강남구 역삼로165 해성빌딩 613호
문의: artfutura@naver.com
홈페이지: www.mindthink.co.kr

© 양은미 2022
*이 책 내용의 전부 또는 일부를 재사용하려면 반드시 저작권자의 동의를 받아야 합니다.
*이 책에는 디올연구소가 개발한 저시력자와 노안자를 위한
국내 최초 상용 유니버설디자인 서체 '디올폰트'가 사용되었습니다.

하기쉬운 두뇌운동 ①
365일 매일매일 두뇌 건강을 위한 활동

목차

Week 1

1. 날짜 시간 덧셈 곱셈·주렁주렁 끝말잇기·지난주 스케줄 10
2. 날짜 시간 덧셈 곱셈·사진 속 물건 찾기·마음을 위한 보약 14
3. 날짜 시간 덧셈 곱셈·숫자 따라 미로 찾기·지난주 스케줄 18
4. 날짜 시간 덧셈 곱셈·다른 모양 찾기·마음을 위한 보약 22
5. 날짜 시간 덧셈 곱셈·글 속의 도형 찾기·지난주 스케줄 26

Week 2

6. 날짜 시간 덧셈 곱셈·숨은 글자 찾기·마음을 위한보약 32
7. 날짜 시간 덧셈 곱셈·주사위 덧셈 곱셈·지난주 스케줄 36
8. 날짜 시간 덧셈 곱셈·그림자 찾기·마음을 위한 보약 40
9. 날짜 시간 덧셈 곱셈·좌우 그림 세기·지난수 스케줄 44
10. 날짜 시간 덧셈 곱셈·만다라 색칠하기·마음을 위한 보약 48

Week 3

11. 날짜 시간 덧셈 곱셈·주렁주렁 끝말잇기·지난주 스케줄 54
12. 날짜 시간 덧셈 곱셈·장바구니 계산하기·마음을 위한 보약 58
13. 날짜 시간 덧셈 곱셈·꼬불꼬불 미로 찾기·지난주 스케줄 62
14. 날짜 시간 덧셈 곱셈·수수께끼 연산·마음을 위한 보약 66
15. 날짜 시간 덧셈 곱셈·글 속의 도형 찾기·지난주 스케줄 70

Week 4

16. 날짜 시간 덧셈 곱셈·숨은 글자 찾기·마음을 위한 보약 76
17. 날짜 시간 덧셈 곱셈·숫자 따라 미로 찾기·지난주 스케줄 80
18. 날짜 시간 덧셈 곱셈·사자성어 초성게임·마음을 위한 보약 84
19. 날짜 시간 덧셈 곱셈·좌우 그림 세기·지난주 스케줄 88
20. 날짜 시간 덧셈 곱셈·장바구니 계산하기·마음을 위한 보약 92

Week 5

21. 날짜 시간 덧셈 곱셈·주렁주렁 끝말잇기·지난주 스케줄 98
22. 날짜 시간 덧셈 곱셈·사진 속 물건 찾기·마음을 위한 보약 102
23. 날짜 시간 덧셈 곱셈·숫자 따라 미로 찾기·지난주 스케줄 106
24. 날짜 시간 덧셈 곱셈·다른 모양 찾기·마음을 위한 보약 110
25. 날짜 시간 덧셈 곱셈·글 속의 도형 찾기·지난주 스케줄 114

Week 6

26. 날짜 시간 덧셈 곱셈·숨은 글자 찾기·마음을 위한보약 120
27. 날짜 시간 덧셈 곱셈·주사위 덧셈 곱셈·지난주 스케줄 124
28. 날짜 시간 덧셈 곱셈·그림자 찾기·마음을 위한 보약 128
29. 날짜 시간 덧셈 곱셈·좌우 그림 세기·지난주 스케줄 132
30. 날짜 시간 덧셈 곱셈·만다라 색칠하기·마음을 위한 보약 136

Week 7

31. 날짜 시간 덧셈 곱셈·주렁주렁 끝말잇기·지난주 스케줄 142
32. 날짜 시간 덧셈 곱셈·장바구니 계산하기·마음을 위한 보약 146
33. 날짜 시간 덧셈 곱셈· 꼬불꼬불 미로 찾기·지난주 스케줄 150
34. 날짜 시간 덧셈 곱셈·수수께끼 연산·마음을 위한 보약 154
35. 날짜 시간 덧셈 곱셈·글 속의 도형 찾기·지난주 스케줄 158

Week 8

36. 날짜 시간 덧셈 곱셈·숨은 글자 찾기·마음을 위한 보약 164
37. 날짜 시간 덧셈 곱셈·숫자 따라 미로 찾기·지난주 스케줄 168
38. 날짜 시간 덧셈 곱셈·사자성어 초성게임·마음을 위한 보약 172
39. 날짜 시간 덧셈 곱셈·좌우 그림 세기·지난주 스케줄 176
40. 날짜 시간 덧셈 곱셈·만다라 색칠하기·마음을 위한 보약 180

날짜 시간 덧셈 곱셈 활동 방법

이 활동은 매번 활동을 시작할 때 5분에서 10분 정도 진행하는 좌뇌 운동입니다.
다음의 방법으로 활동을 합니다.

1. 가운데 표 첫째 줄에 연도를 쓰고, 둘째 줄에 날짜, 셋째 줄에 현재 시각을 씁니다.
   이때 날짜와 시각이 한 자리 숫자면 0을 넣어 두 자리로 씁니다.
   (예: 6월 1일인 경우 때 0601, 오후 2시 5분인 경우 1405)

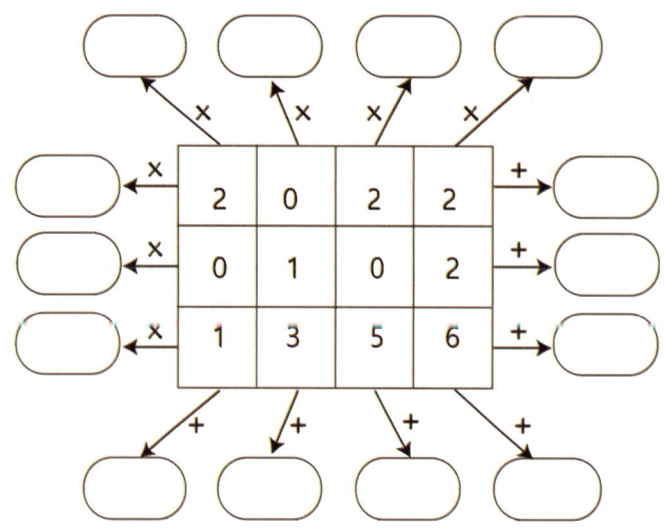

2. 각각의 가로줄의 4개 숫자를 더하여 오른쪽에 쓰고, 곱하여 왼쪽에 씁니다.
   (주의: 곱셈에서 0은 1로 변경하여 곱합니다)

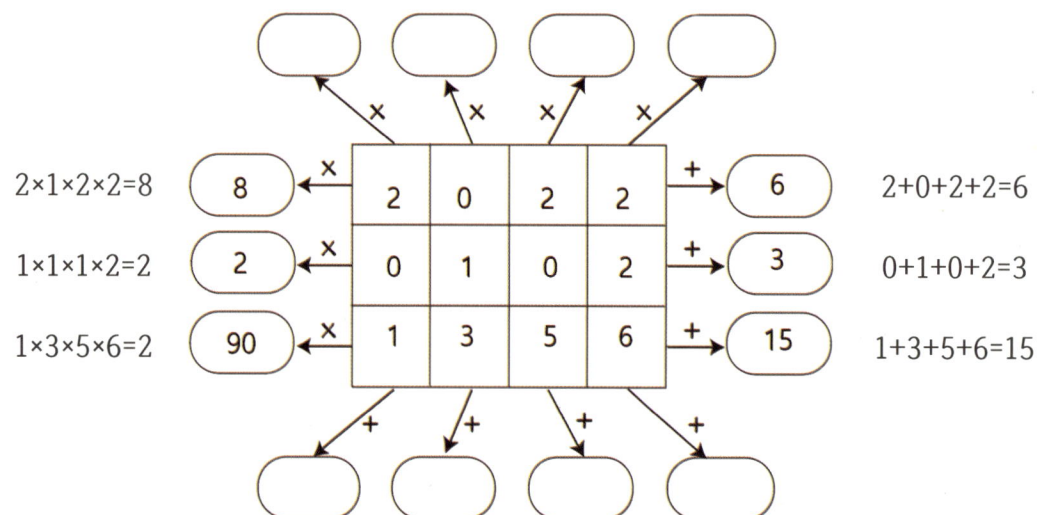

3. 각각의 세로줄의 3개 숫자를 더하여 아래쪽에 쓰고, 곱하여 위쪽에 씁니다.
   (주의: 곱셈에서 0은 1로 변경하여 곱합니다)

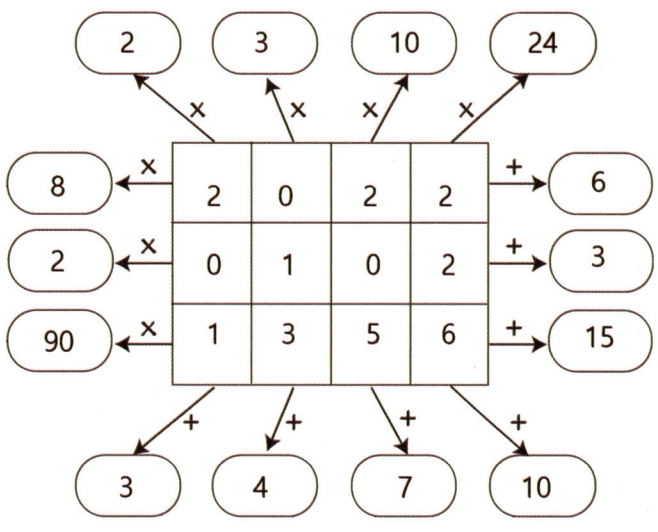

Week 1

1. 날짜 시간 덧셈 곱셈·주렁주렁 끝말잇기·지난주 스케줄
2. 날짜 시간 덧셈 곱셈·사진 속 물건 찾기·마음을 위한 보약
3. 날짜 시간 덧셈 곱셈·숫자 따라 미로 찾기·지난주 스케줄
4. 날짜 시간 덧셈 곱셈·다른 모양 찾기·마음을 위한 보약
5. 날짜 시간 덧셈 곱셈·글 속의 도형 찾기 지난주 스케줄

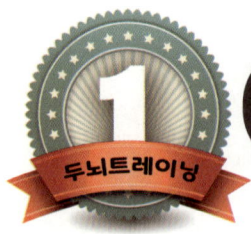

날짜 시간 덧셈 곱셈

지남력
연산능력
작업기억력

_____ 년   월   일

현재 날짜와 시각을 사용하여 '날짜 시간 덧셈 곱셈' 활동을 합니다.
계산한 뒤, 계산기로 정답을 확인합니다.

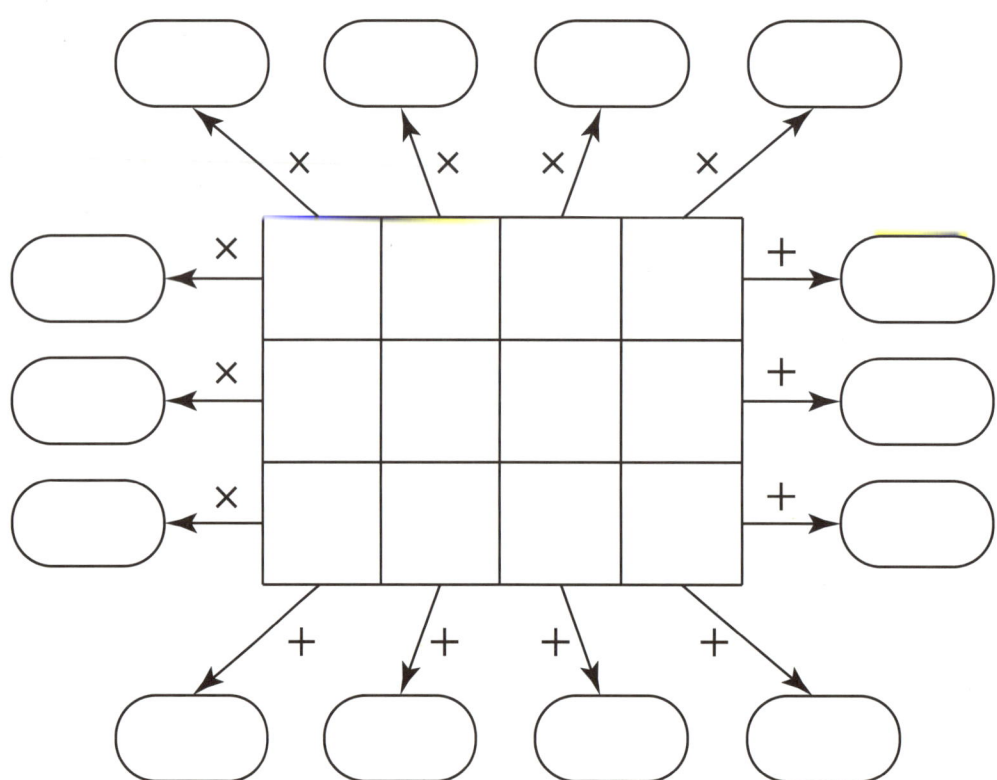

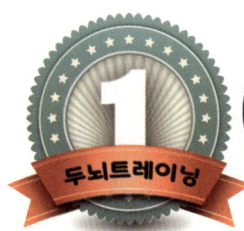

주렁주렁 끝말잇기

주의집중
언어표현
단어구성

처음 주어진 단어의 마지막 문자로 시작하는 단어를 사용하여 끝말잇기를 합니다.
다음의 <보기>처럼 할 수 있는 만큼 계속해 봅니다.

<보기>
잉어 → 어부 → 부자 → 자동차 → 차양 → 양장피 → 피망 → 망치 → …

서울 → (　　　　) → (　　　　) → (　　　　)

부산 → (　　　　) → (　　　　) → (　　　　)

조치원 → (　　　　) → (　　　　) → (　　　　)

전주 → (　　　　) → (　　　　) → (　　　　)

예시답안 참조

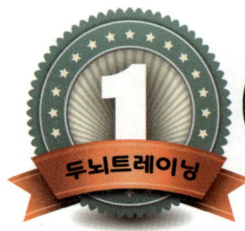

지난주 스케줄

기억력
지남력
언어표현

지난주에 만났던 사람 이름과 장소 그리고 함께 한 일을 적어봅니다.

만난 사람 이름 :

만난 장소 :

만나서 함께 한 일 :

[예시답안]

각자 생각에 따라 다른 답안이 나올 수 있습니다.

서울 → (울 산) → (산 천) → (천 하)

부산 → (산 울 림) → (림 프 관) → (관 절)

조치원 → (원 시 인) → (인 간) → (간 장)

전주 → (주 술) → (술 독) → (독 약)

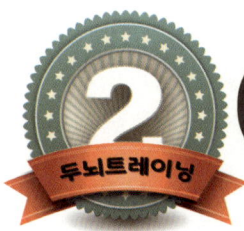

날짜 시간 덧셈 곱셈

_____ 년 월 일

지남력
연산능력
작업기억력

현재 날짜와 시각을 사용하여 '날짜 시간 덧셈 곱셈' 활동을 합니다.
계산한 뒤, 계산기로 정답을 확인합니다.

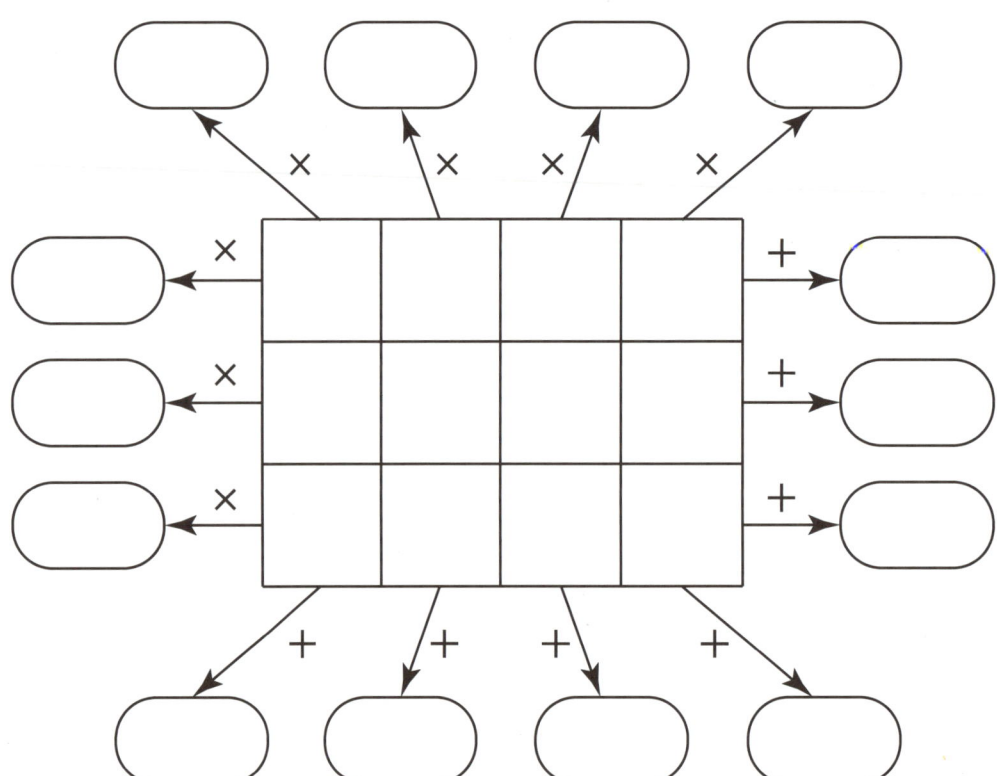

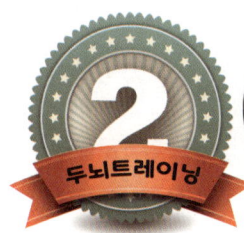

사진 속 물건 찾기

주의집중
기억력
언어표현

아래 사진 속에 채소 이름을 보이는 대로 다 찾아 적어봅니다.

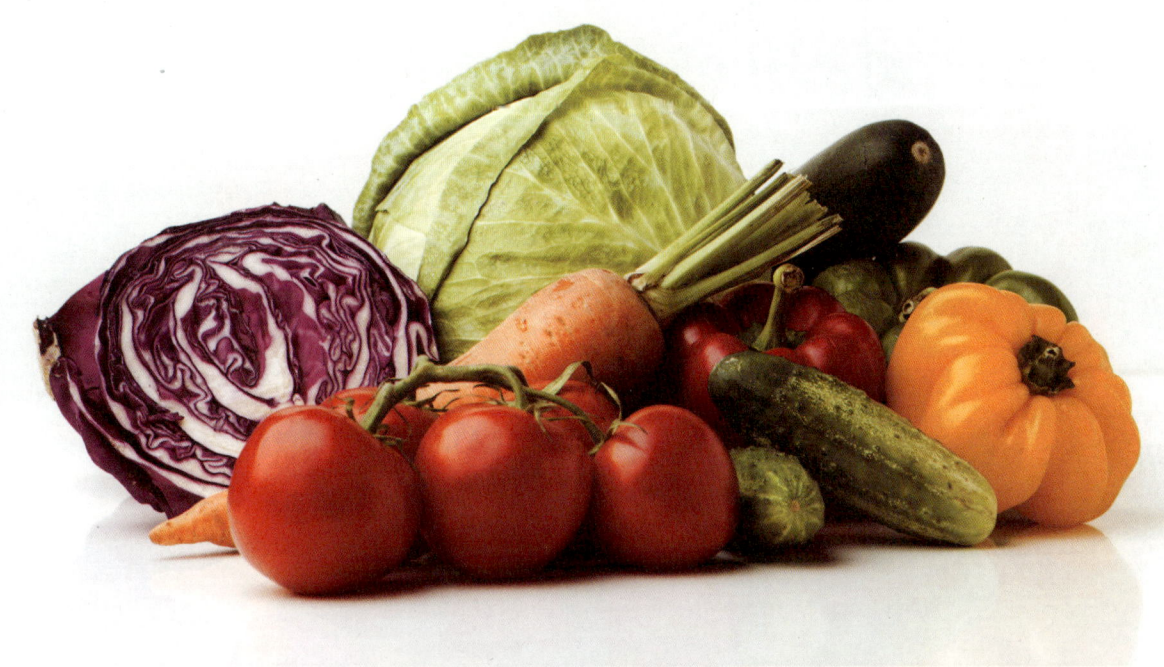

예시답안 참조

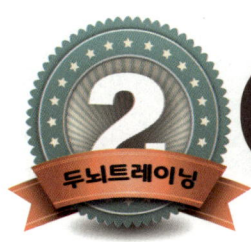

2. 마음을 위한 보약

주의집중
언어이해
소근육운동

문장을 천천히 읽고 글자를 따라 써 봅니다.

집안이 화목하면 가난해도 좋거니와, 의롭지 못하면 부자인들 무엇하리오. 단지 한 아들이라도 효자가 있다면, 자손이 많아 무엇하리오.

출처: 명심보감

위의 글을 그대로 다시 적어봅니다.

_____

_____

_____

_____

[예시답안]

양배추, 적양배추, 토마토, 오이, 노란 피망, 초록 피망, 빨간 피망, 당근

알뜰상식

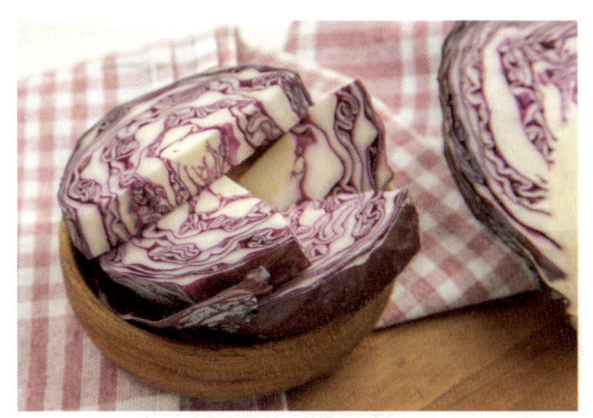

적양배추는 영양성분이 다양하고 풍부한 양배추입니다. 비타민 K 뿐만 아니라 안토시아닌의 함유량이 풍부하여 두뇌 기능과 집중력을 길러주며, 신경 손상을 방지하여 치매 예방에 도움이 됩니다. 다른 일반 채소들보다 식이섬유가 월등히 높아 변비를 해결하고, 항산화 물질이 많아 대장암과 기타 만성질환 예방에 도움을 줍니다. 또한 항궤양성분인 비타민U가 풍부하여 위와 간을 보호하는 효능이 뛰어나서 예로부터 궤양이 있을 때 양배추를 먹으라는 말이 있습니다.

참고자료: 네이버 블로그

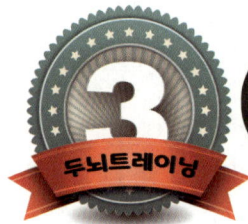

날짜 시간 덧셈 곱셈

지남력
연산능력
작업기억력

_____ 년   월   일

현재 날짜와 시각을 사용하여 '날짜 시간 덧셈 곱셈' 활동을 합니다.
계산한 뒤, 계산기로 정답을 확인합니다.

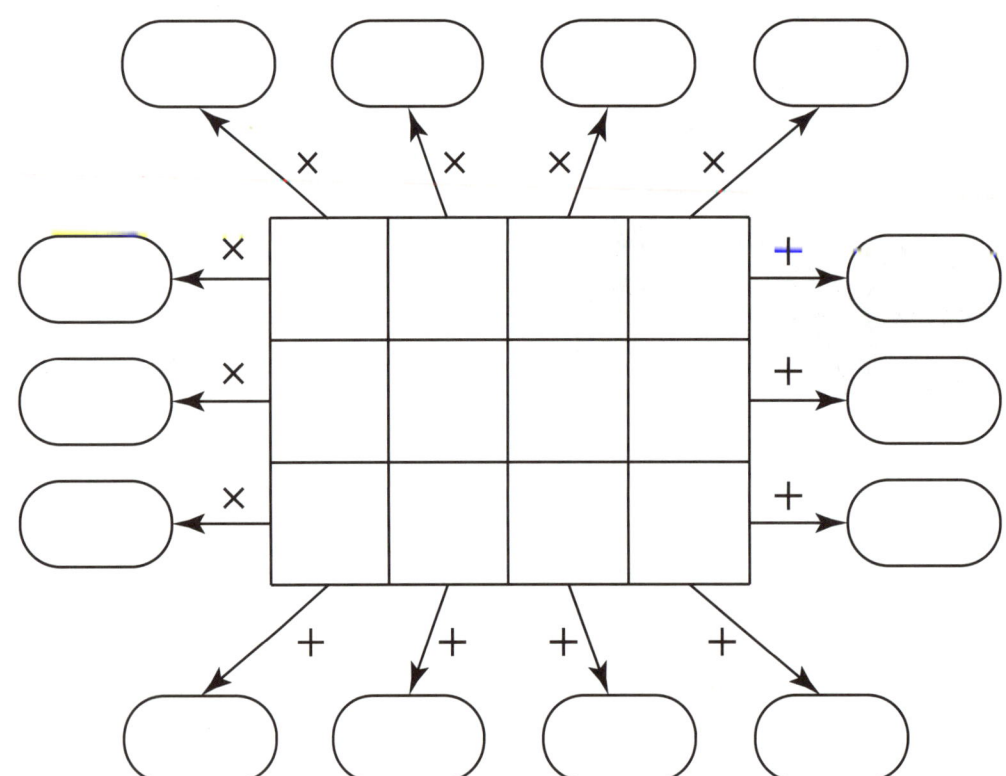

3 두뇌트레이닝

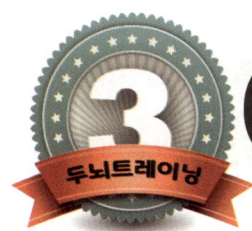

숫자 따라 미로 찾기

주의집중
기억력
문제해결

1에서 20까지 숫자를 순서대로 이어가며 길을 찾습니다. 다음 숫자를 찾아갈 때 미로의 출구를 향해 잘 나아갈 수 있도록 숫자를 선택합니다.

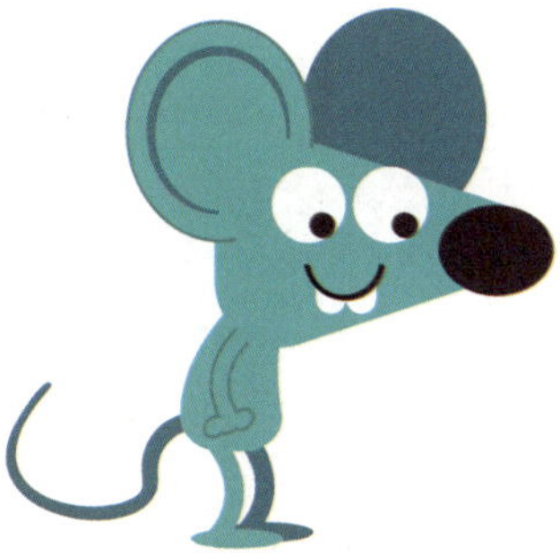

		3	5	6	4	2
		1	6	3	5	4
9	4	3	2	10	9	12
5	6	4	8	6	10	9
11	14	7	9	9	13	11
10	12	17	14	13	12	16
9	16	15	19	20		
19	17	18	15	14		

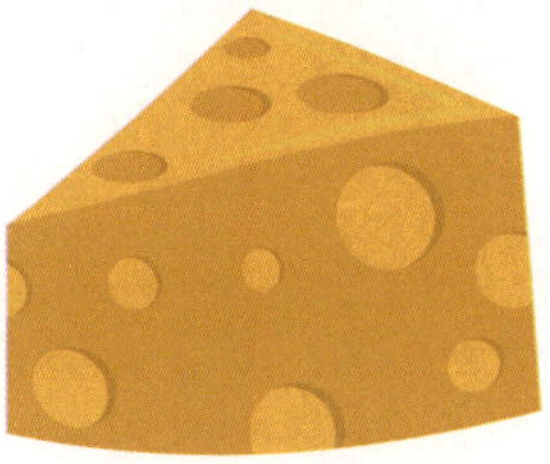

예시답안 참조

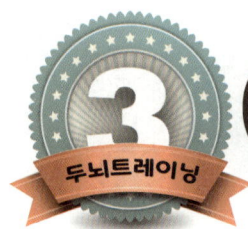

지난주 스케줄

기억력
지남력
언어표현

지난주에 만났던 사람 이름과 장소 그리고 함께 한 일을 적어봅니다.

만난 사람 이름 :

만난 장소 :

만나서 함께 한 일 :

[예시답안]

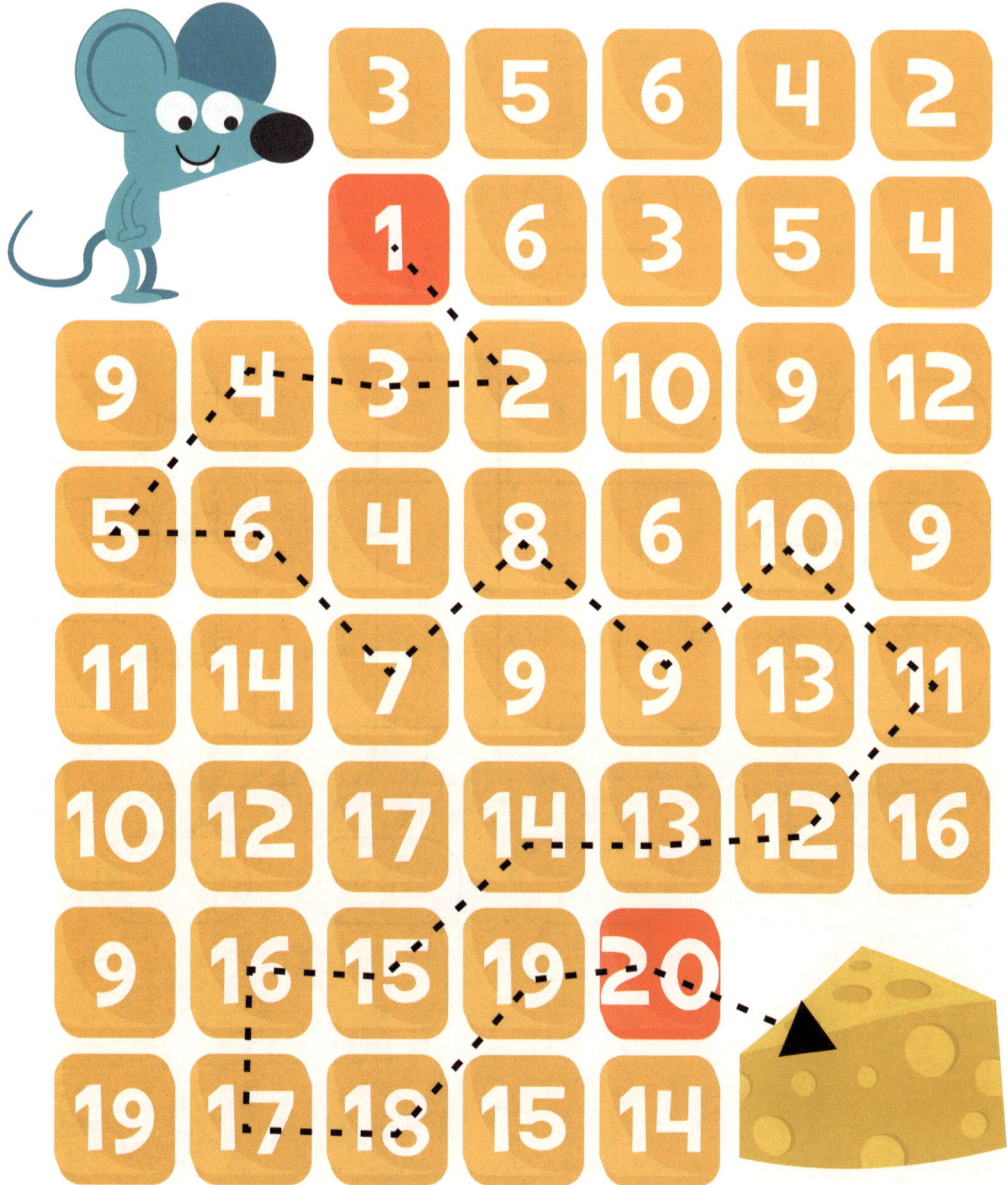

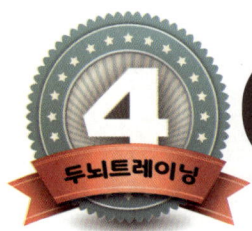

날짜 시간 덧셈 곱셈

지남력
연산능력
작업기억력

_____ 년 월 일

현재 날짜와 시각을 사용하여 '날짜 시간 덧셈 곱셈' 활동을 합니다.
계산한 뒤, 계산기로 정답을 확인합니다.

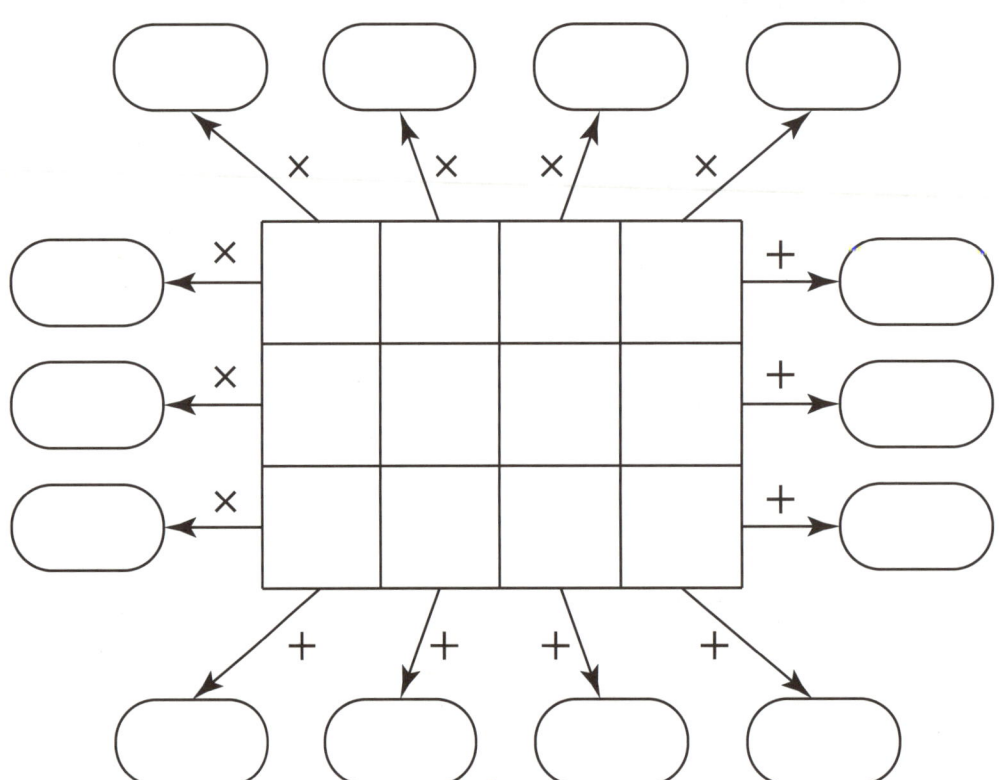

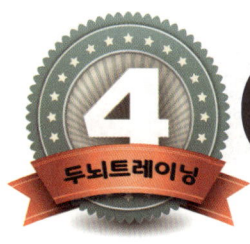

다른 모양 찾기

주의집중
전두엽기능
기억력

각각의 그림에서 다른 모양을 하나씩 찾아서 동그라미를 그립니다.

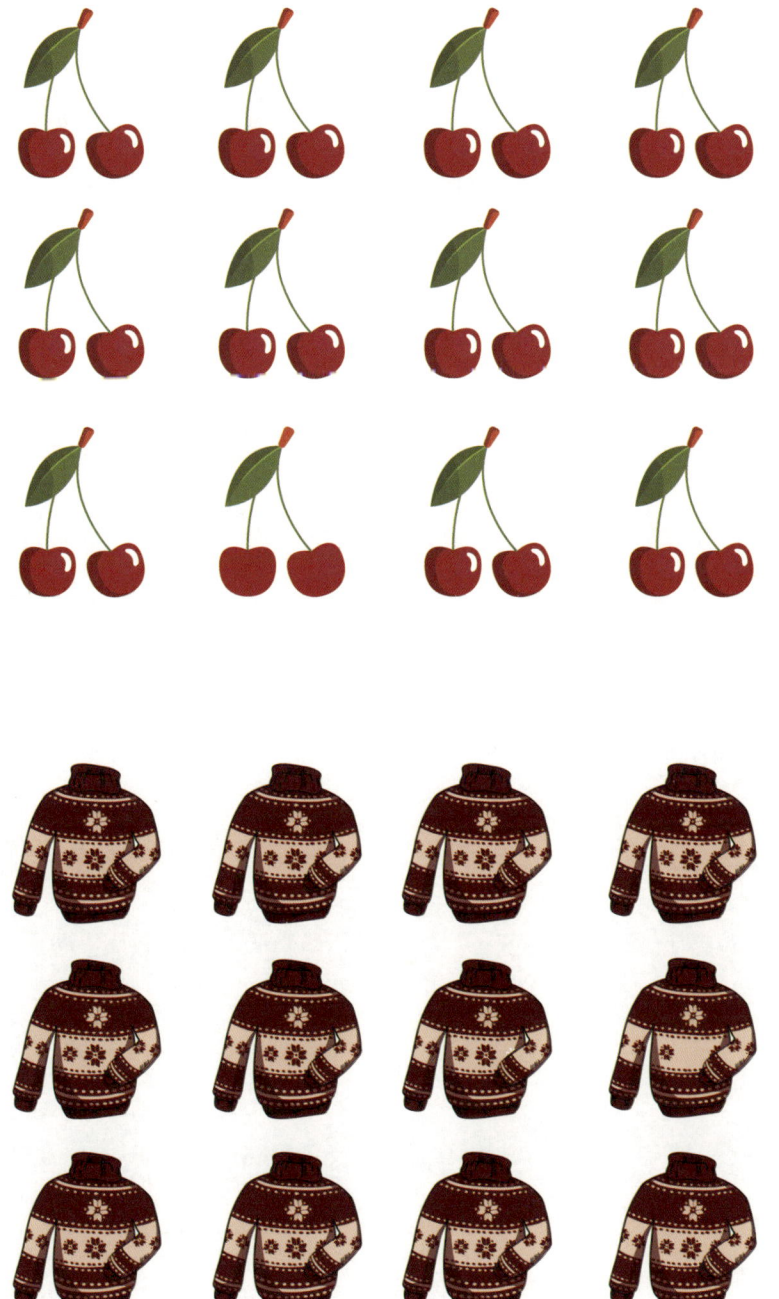

예시답안 참조

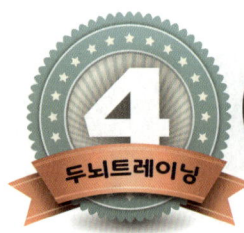

마음을 위한 보약

주의집중
언어이해
소근육운동

문장을 천천히 읽고 글자를 따라 써 봅니다.

효자가 어버이를 섬길 때 기거하심에는 공경을 다하고, 보양함에는 즐거움을 다하며, 병이 드시면 근심을 다하고, 초상엔 슬픔을 다하며, 제사지낼 때엔 엄숙함을 다한다.

출처: 명심보감

위의 글을 그대로 다시 적어봅니다.

[예시답안]

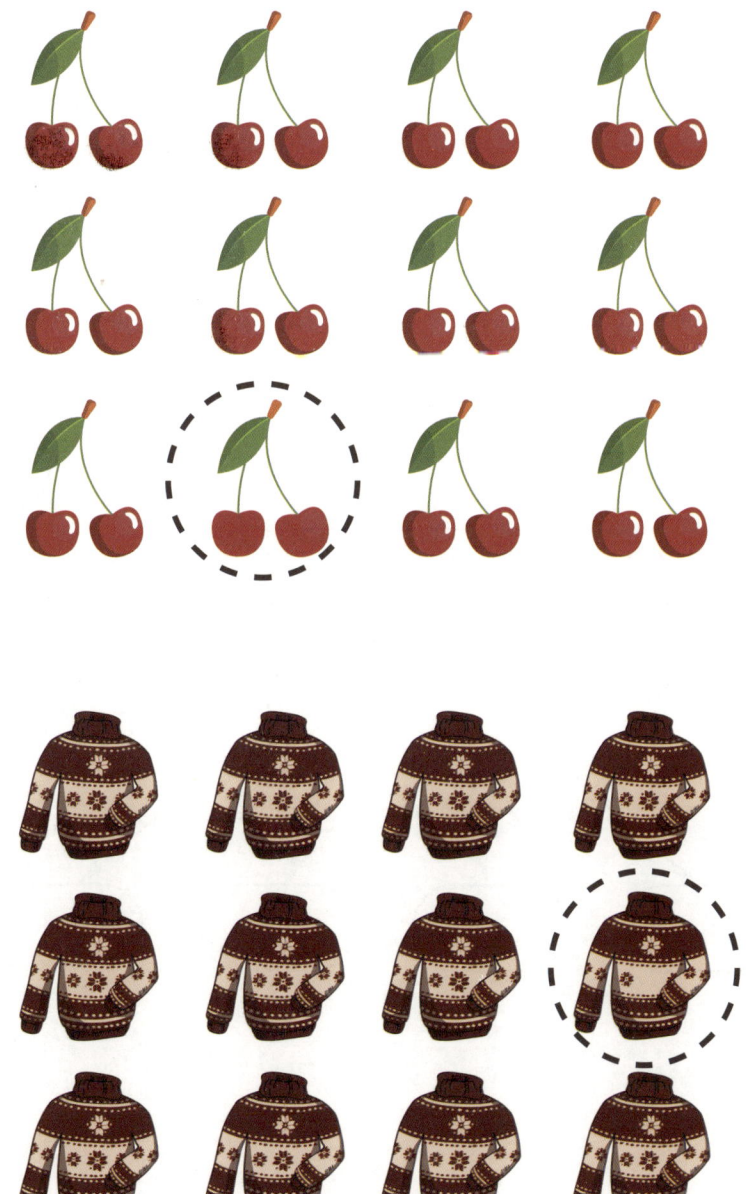

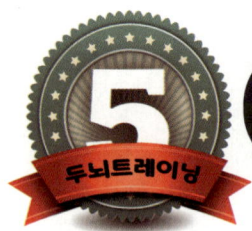

날짜 시간 덧셈 곱셈

지남력
연산능력
작업기억력

_____ 년 월 일

현재 날짜와 시각을 사용하여 '날짜 시간 덧셈 곱셈' 활동을 합니다.
계산한 뒤, 계산기로 정답을 확인합니다.

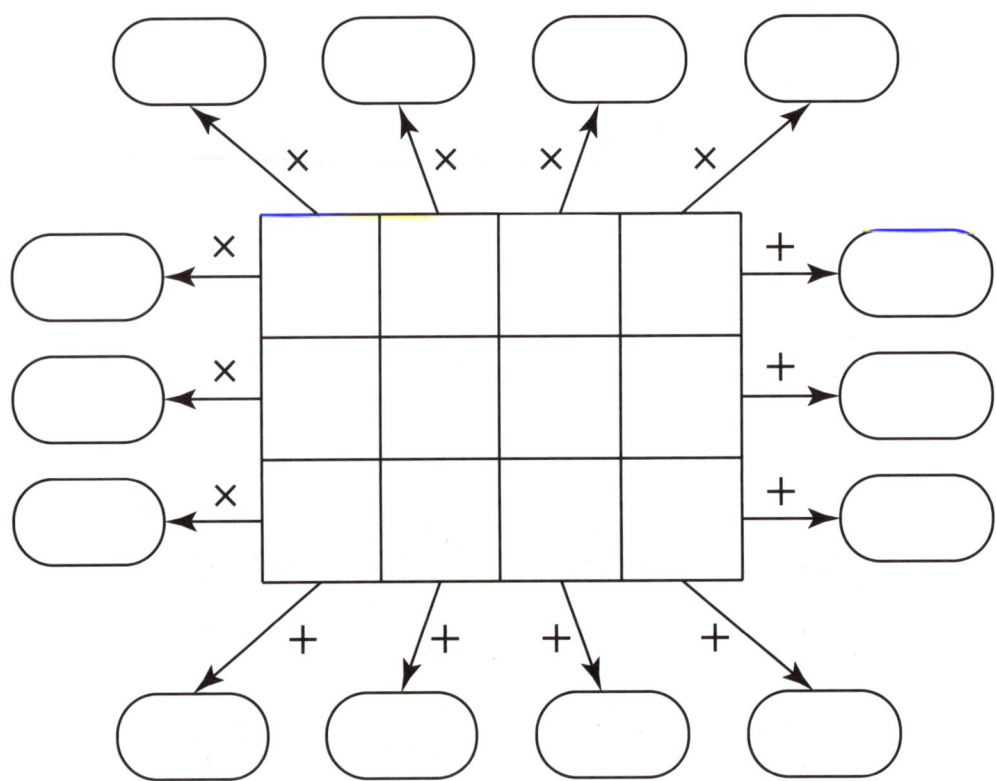

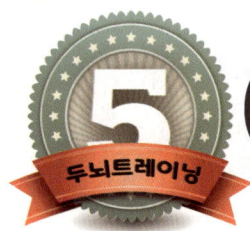

글 속의 도형 찾기

주의집중
언어이해
기억력

아래 글을 읽으면서 글자 '이'를 찾아 동그라미를 하고, 동그라미 3개씩 이어서 삼각형을 여러 개 만들어 봅니다.

치매 노인의 안전한 하루 생활

치매 증상이 오게 되면 대체로 신체기능과는 무관하게 인지기능이 떨어지게 되어 식사하기, 옷 입기, 위생 관리 등 기존에 익숙했던 일상생활 활동에 어려움을 겪게 된다. 일상생활 활동에 대한 순서가 기억나지 않아 제대로 하지 못하는 경우 당황하거나 자존감을 잃게 되며, 사회활동의 제한을 가져와 삶의 질을 저하시킨다. 따라서 가족이나 주변 사람들은 치매 노인이 갖고 있는 일상생활 활동의 잔존 능력을 하나라도 더 유지할 수 있도록 반복적인 연습의 기회를 제공해 주어야 한다.

영양관리 차원에서 도와주어야 할 점은, 식욕은 모든 인간의 기본적인 생리적 욕구이므로 식사 시간이 즐겁고 중요한 시간이 될 수 있도록 도와야 한다. 식사 활동에서 혼자 해결이 가능한 부분은 스스로 해결할 수 있는 환경을 조성해 주면서 최소의 도움을 주는 것을 원칙으로 한다. 단, 혼자 식사가 어려워 음식을 흘리는 경우에는 단정한 식사, 만족스러운 식사를 마칠 수 있도록 돕는 것이 좋다.

노인기에는 치아가 약해지고 소화 기능이 떨어지게 된다. 그러므로 음식과 반찬을 골고루 섭취하도록 식사 시간을 넉넉히 제공하고 소화가 잘 되는 음식으로 선택하여 잘게 썰어 드린다. 틀니 사용의 경우에는 더욱 그러하다. 또한 규칙적으로 너무 뜨겁거나 차갑지 않게 음식을 제공하여 삼킬 때 안전하게 하며, 물이 쏟아지지 않도록 컵에 덮개를 씌우고 빨대를 사용하면 흘리는 것에 대한 스트레스를 줄일 수 있다.

치매 증상이 있을 때는 배고픔을 자주 느껴 계속 음식을 요구하거나 과식하는 경우가 있다. 이는 시간 개념의 상실이나 심리적 불안감으로 인해 나타날 수 있다. 이외에도 무엇이든 먹으려고 하는 이식 증상의 경우 뇌의 기질적 병변이나 감각 능력의 저하 특히, 시력 저하로 인해 발생하기도 하므로, 병변 여부의 확인이 중요하다. 더불어 다음 식사 시간을 미리 알려드리거나 열량이 적은 음식이나 간식을 제공하고, 음식 이외의 다른 일에 관심을 가질 수 있도록 보살피도록 한다.

참고자료: '치매 어르신 돌봄 지침서: 그대 웃음에 내 마음이 콩닥콩닥' 인하대학교 인하노인간호연구센터 지음, 현문사, p. 23~p. 27

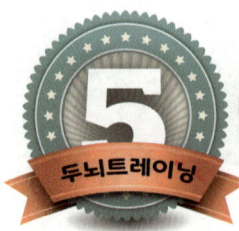

지난주 스케줄

기억력
지남력
언어표현

지난주에 만났던 사람 이름과 장소 그리고 함께 한 일을 적어봅니다.

만난 사람 이름 :

만난 장소 :

만나서 함께 한 일 :

NOTE

Week 2

6. 날짜 시간 덧셈 곱셈·숨은 글자 찾기·마음을 위한 보약
7. 날짜 시간 덧셈 곱셈·주사위 덧셈 곱셈·지난주 스케줄
8. 날짜 시간 덧셈 곱셈·그림자 찾기·마음을 위한 보약
9. 날짜 시간 덧셈 곱셈·좌우 그림 세기·지난주 스케줄
10. 날짜 시간 덧셈 곱셈·만다라 색칠하기·마음을 위한 보약

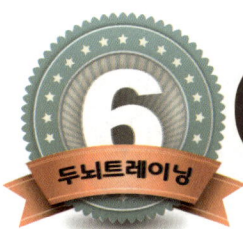

날짜 시간 덧셈 곱셈

지남력
연산능력
작업기억력

_____ 년 _____ 월 _____ 일

현재 날짜와 시각을 사용하여 '날짜 시간 덧셈 곱셈' 활동을 합니다.
계산한 뒤, 계산기로 정답을 확인합니다.

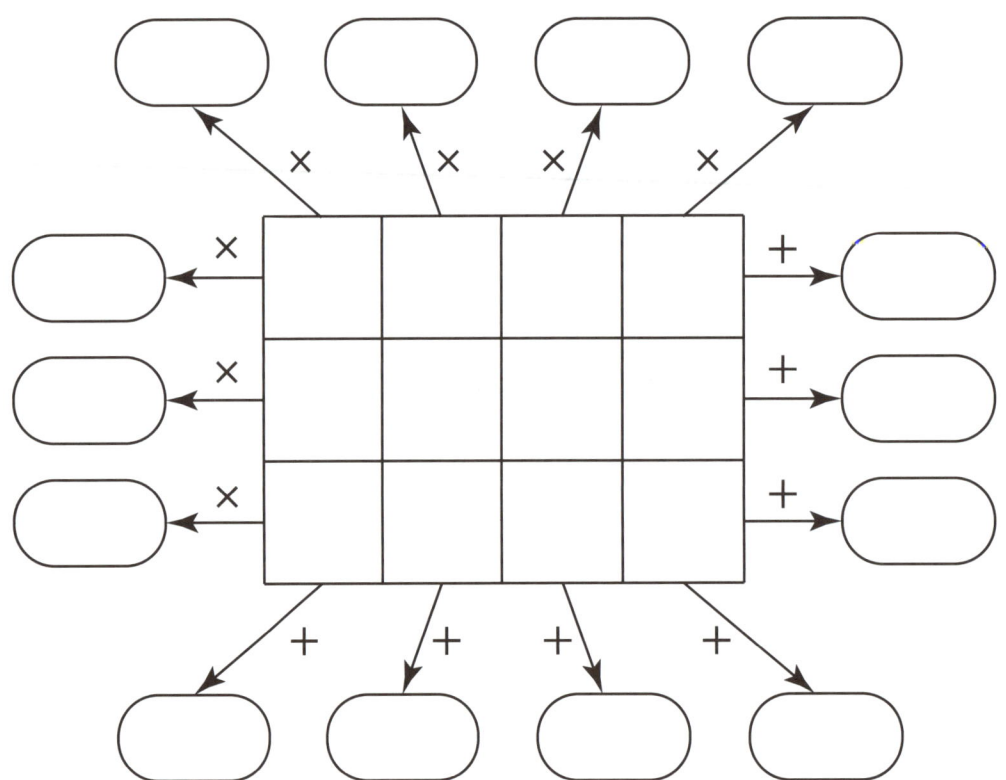

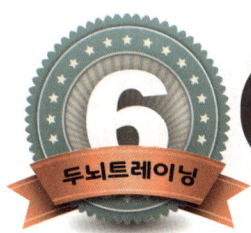

숨은 글자 찾기

주의집중
단어구성
문제해결

단어 퍼즐판에서 가로, 세로로 다음 단어들을 찾아봅니다.

| 이심전심 | 위기탈출 | 아침햇살 | 이만저만 | 우리나라 | 사자성어 |
| 수학여행 | 심심풀이 | 상하좌우 | 청실홍실 | 속초여행 | 천만다행 |

이	심	전	심	서	청	실	홍	실
상	가	다	심	아	침	햇	살	둥
하	서	다	풀	성	가	신	몽	실
좌	하	만	이	만	저	만	양	둥
우	리	나	라	타	사	자	성	어
리	선	익	다	다	속	도	수	천
화	철	순	장	지	하	철	학	창
보	사	속	위	기	탈	출	여	보
속	초	여	행	천	만	다	행	화

예시답안 참조

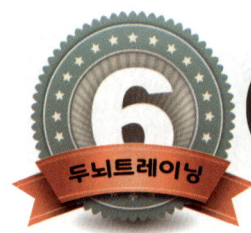

마음을 위한 보약

주의집중
언어이해
소근육운동

문장을 천천히 읽고 글자를 따라 써 봅니다.

하늘이 들으심이 고요하여 소리가 없으니, 푸르고 푸른 어느 곳에서 찾을까. 높지도 않고, 멀지도 않다. 모두가 다만 사람의 마음속에 있을 뿐이다.

출처: 명심보감

위의 글을 그대로 다시 적어봅니다.

[예시답안]

이	심	전	심	서	청	실	홍	실
상	가	다	심	아	침	햇	살	등
하	서	다	풀	성	가	신	몽	실
좌	하	만	이	만	저	만	양	등
우	리	나	라	타	사	자	성	어
리	선	익	다	다	속	도	수	천
화	철	순	장	지	하	철	학	창
보	사	속	위	기	탈	출	여	보
속	초	여	행	천	만	다	행	화

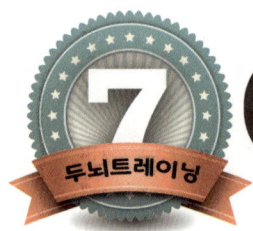

날짜 시간 덧셈 곱셈

지남력
연산능력
작업기억력

_____ 년 _____ 월 _____ 일

현재 날짜와 시각을 사용하여 '날짜 시간 덧셈 곱셈' 활동을 합니다.
계산한 뒤, 계산기로 정답을 확인합니다.

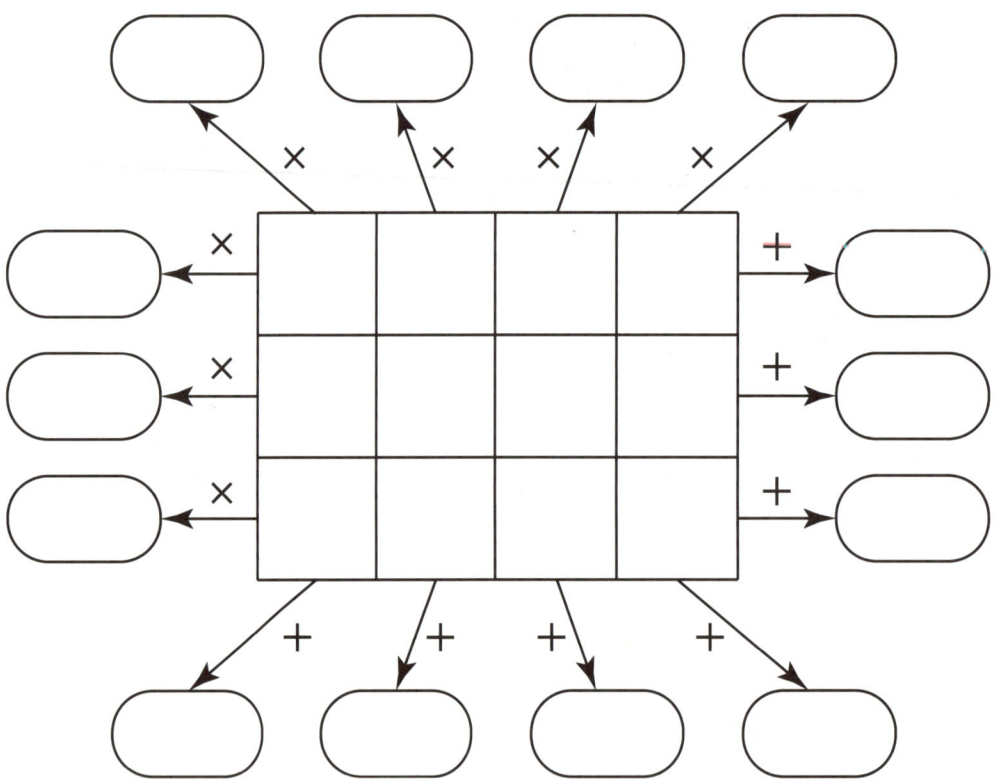

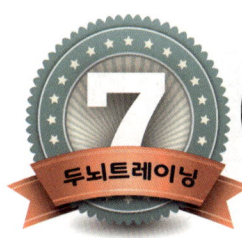

주사위 덧셈 곱셈

주사위를 굴려 다음과 같은 계산식이 나왔습니다. 주사위 숫자를 읽고 연산하여 결과값을 빈 주사위 안에 적습니다.

3 + 4 × 2 − 6 =

2 × 6 + 4 + 6 =

2 × 3 + 2 − 4 =

예시답안 참조

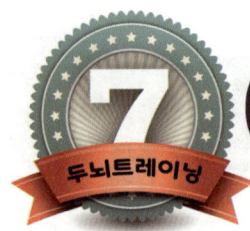

지난주 스케줄

기억력 지남력 언어표현

지난주에 만났던 사람 이름과 장소 그리고 함께 한 일을 적어봅니다.

만난 사람 이름 :

만난 장소 :

만나서 함께 한 일 :

[예시답안]

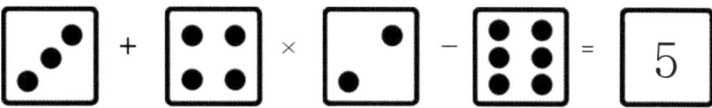

$3 + 4 \times 2 - 6 = 5$

$2 \times 6 + 4 + 6 = 22$

$2 \times 3 + 2 - 4 = 4$

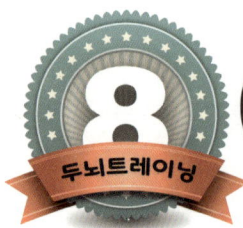

날짜 시간 덧셈 곱셈

지남력
연산능력
작업기억력

_____ 년   월   일

현재 날짜와 시각을 사용하여 '날짜 시간 덧셈 곱셈' 활동을 합니다.
계산한 뒤, 계산기로 정답을 확인합니다.

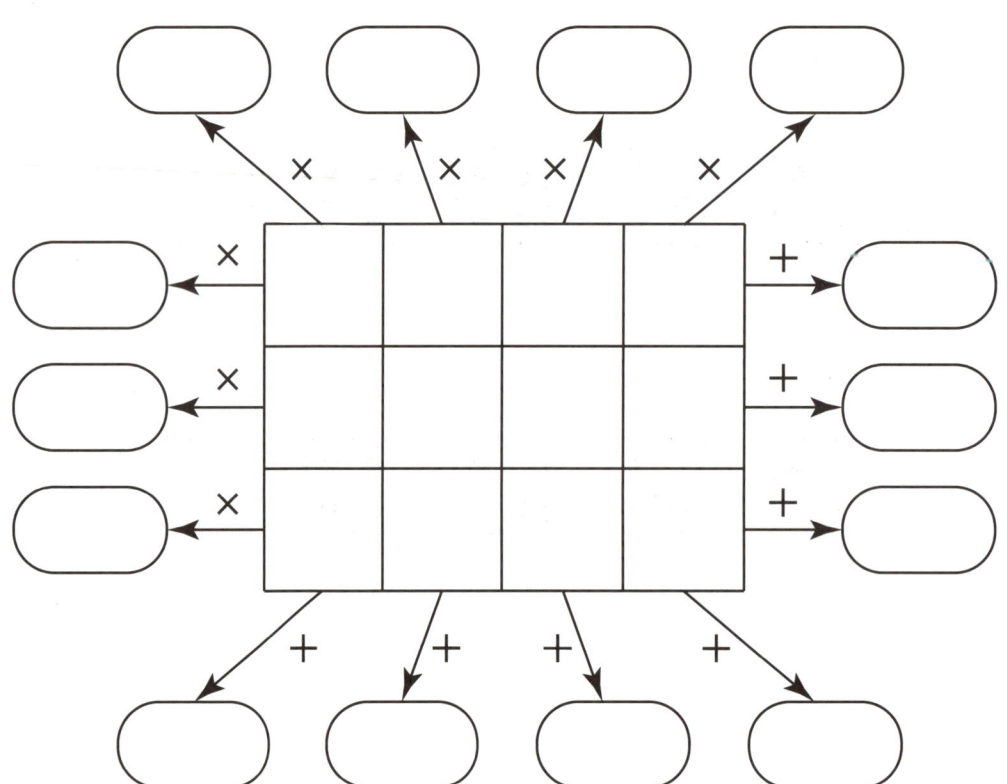

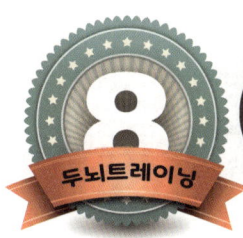

그림자 찾기

주의집중
연상기능
작업기억

4명의 아이들의 그림자를 찾아 연결시킵니다.

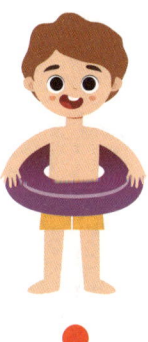 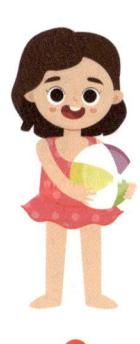 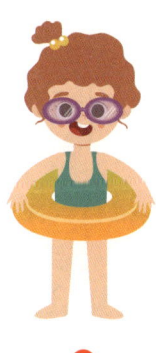 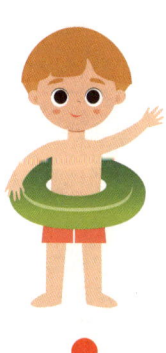

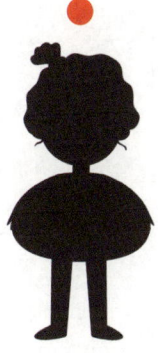 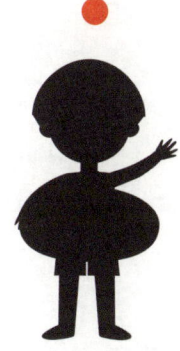 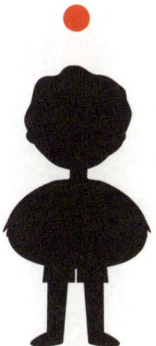 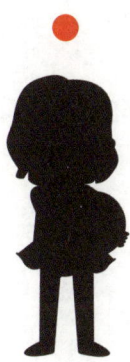

예시답안 참조

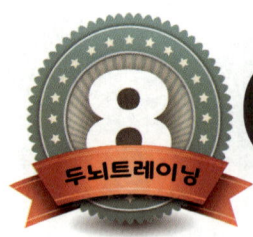

마음을 위한 보약

주의집중
언어이해
소근육운동

문장을 천천히 읽고 글자를 따라 써 봅니다.

돈을 모아 자손에게 남겨준다고 하여도 자손이 반드시 다 지킬 수 없고, 책을 모아 자손에게 남겨주더라도 자손이 반드시 다 읽는다고 볼 수는 없다. 남모르는 덕을 쌓아서 자손을 위한 계책을 마련하느니만 못하다.

출처: 명심보감

위의 글을 그대로 다시 적어봅니다.

_____
_____
_____
_____

[예시답안]

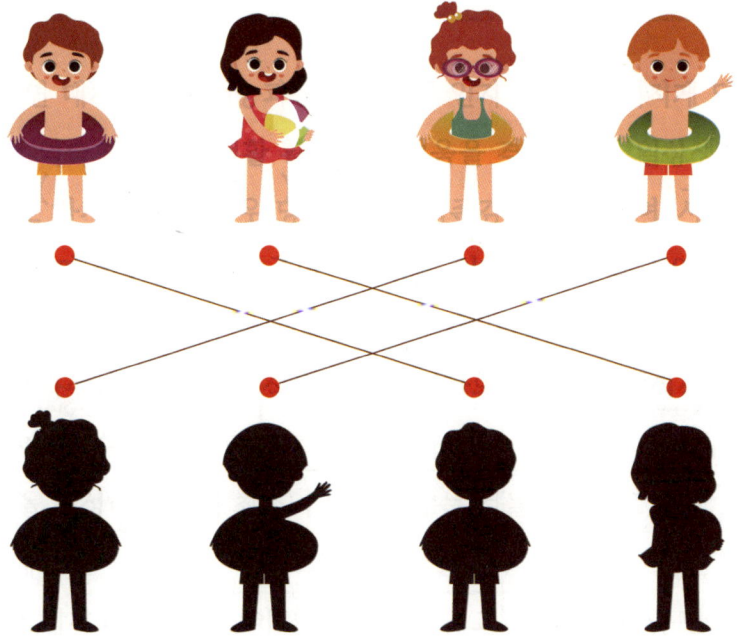

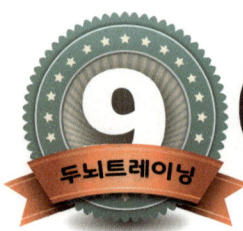

날짜 시간 덧셈 곱셈

_____ 년   월   일

현재 날짜와 시각을 사용하여 '날짜 시간 덧셈 곱셈' 활동을 합니다.
계산한 뒤, 계산기로 정답을 확인합니다.

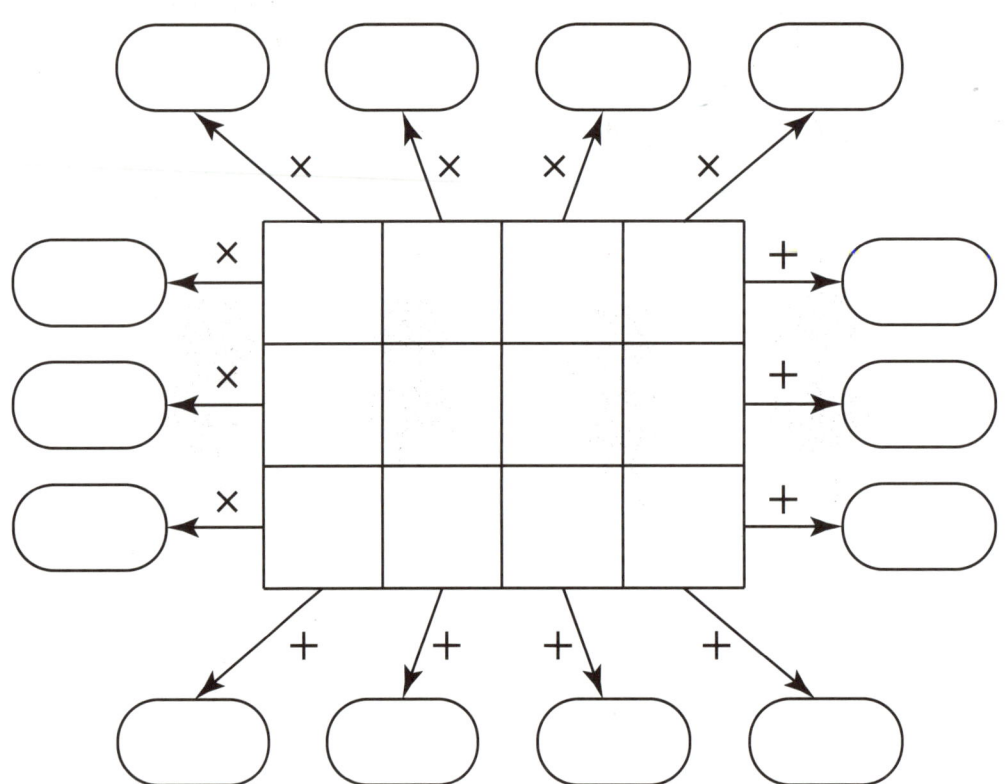

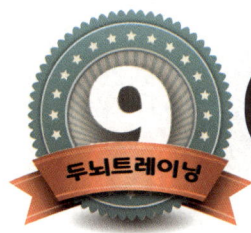

좌우 그림 세기

주의집중
시지각
문제해결

왼쪽을 바라보는 고래의 개수를 세어 왼쪽 빈칸에 적고, 오른쪽을 바라보는 고래의 개수를 세어 오른쪽 빈칸에 적습니다.

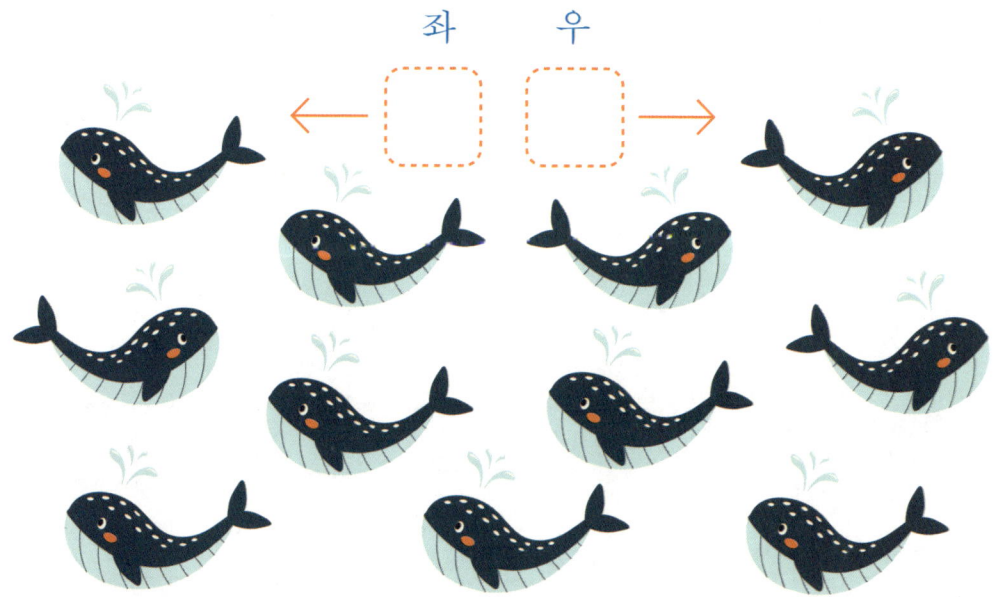

예시답안 참조

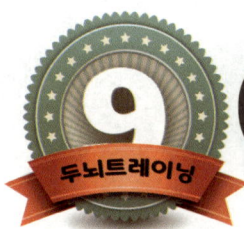

지난주 스케줄

기억력
지남력
언어표현

지난주에 만났던 사람 이름과 장소 그리고 함께 한 일을 적어봅니다.

만난 사람 이름 :

만난 장소 :

만나서 함께 한 일 :

[예시답안]

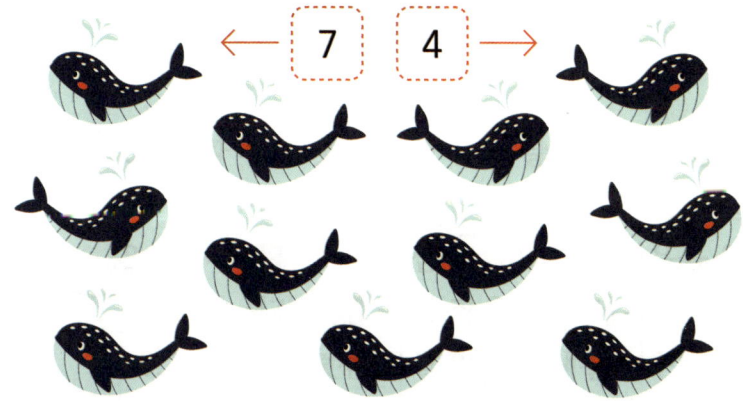

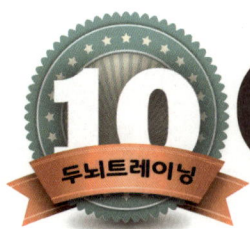

날짜 시간 덧셈 곱셈

지남력
연산능력
작업기억력

_____ 년 _____ 월 _____ 일

현재 날짜와 시각을 사용하여 '날짜 시간 덧셈 곱셈' 활동을 합니다.
계산한 뒤, 계산기로 정답을 확인합니다.

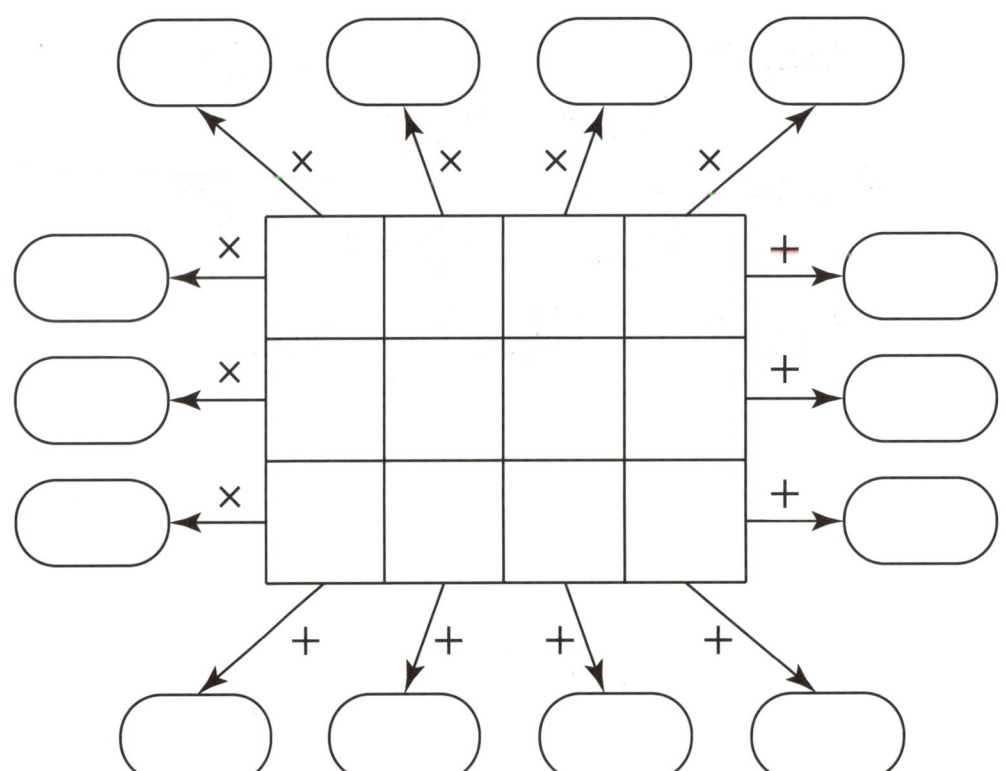

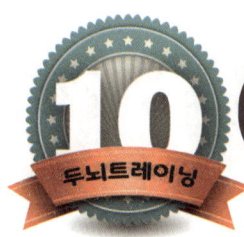

만다라 색칠하기

주의집중
소근육운동
언어표현

다음의 그림을 예쁘게 색칠하고 좋아하는 꽃 이름과 특징을 적습니다.

좋아하는 꽃 이야기:

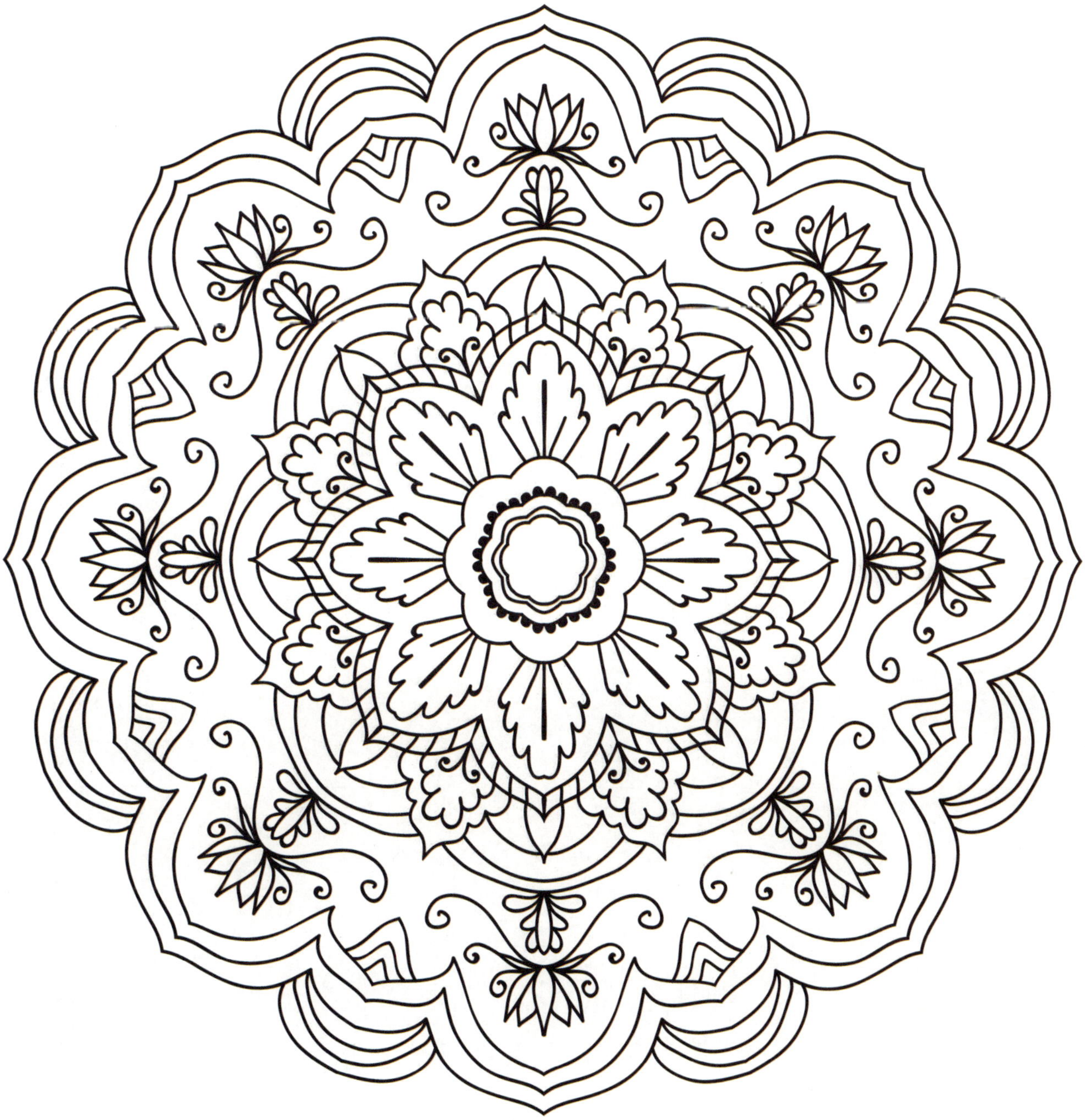

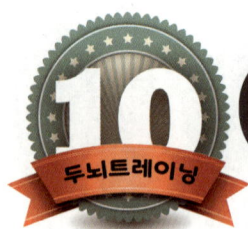

마음을 위한 보약

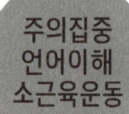

문장을 천천히 읽고 글자를 따라 써 봅니다.

범을 그리되 껍데기는 그릴 수 있으나 뼈는 그리기 어렵고, 사람을 알되 얼굴은 알 수 있으나 속마음은 알기 어렵다.

출처: 명심보감

위의 글을 그대로 다시 적어봅니다.

NOTE

Week 3

11. 날짜 시간 덧셈 곱셈·주렁주렁 끝말잇기·지난주 스케줄
12. 날싸 시간 덧셈 곱셈·장바구니 계산하기·마음을 위한 보약
13. 날짜 시간 덧셈 곱셈·꼬불꼬불 미로 찾기·지난주 스케줄
14. 날짜 시간 덧셈 곱셈·수수께끼 연산·마음을 위한 보약
15. 날짜 시간 덧셈 곱셈·글 속의 도형 찾기·지난주 스케줄

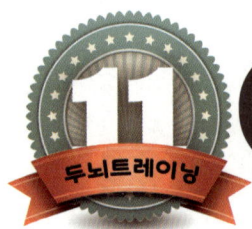

날짜 시간 덧셈 곱셈

지남력
연산능력
작업기억력

_____ 년 월 일

현재 날짜와 시각을 사용하여 '날짜 시간 덧셈 곱셈' 활동을 합니다.
계산한 뒤, 계산기로 정답을 확인합니다.

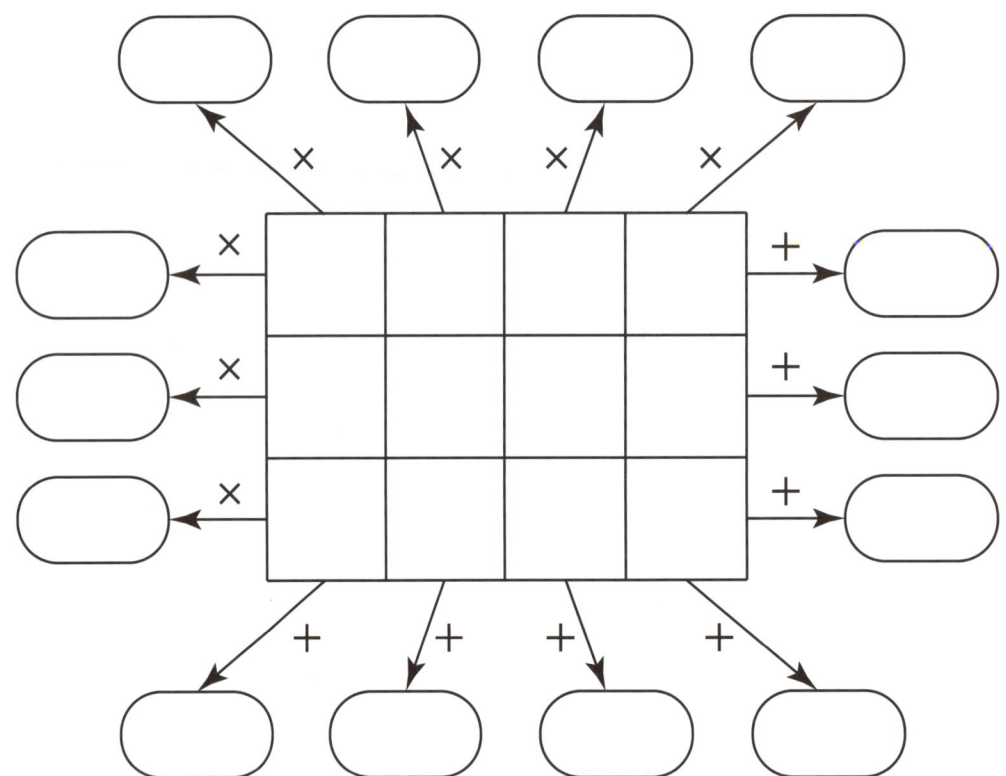

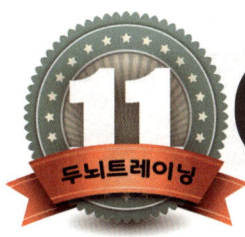

주렁주렁 끝말잇기

주의집중
언어표현
단어구성

처음 주어진 단어의 마지막 문자로 시작하는 단어를 사용하여 끝말잇기를 합니다.
다음의 <보기>처럼 할 수 있는 만큼 계속해 봅니다.

<보기>
잉어 → 어부 → 부자 → 자동차 → 차양 → 양장피 → 피망 → 망치 → …

오이 → ( ) → ( ) → ( )

배추 → ( ) → ( ) → ( )

당근 → ( ) → ( ) → ( )

양파 → ( ) → ( ) → ( )

예시답안 참조

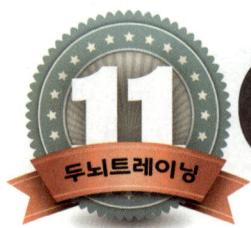

지난주 스케줄

기억력
지남력
언어표현

지난주에 만났던 사람 이름과 장소 그리고 함께 한 일을 적어봅니다.

만난 사람 이름 :

만난 장소 :

만나서 함께 한 일 :

[예시답안]

각자 생각에 따라 다른 답안이 나올 수 있습니다.

오이 → (이 사) → (사 진) → (진 주)

배추 → (추 수) → (수 학) → (학 자)

당근 → (근 무) → (무 궁 화) → (화 면)

양파 → (파 마) → (마 차) → (차 림)

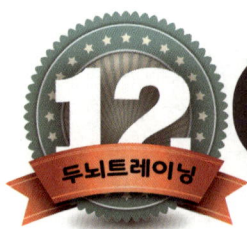

12. 날짜 시간 덧셈 곱셈

지남력
연산능력
작업기억력

_____ 년 월 일

현재 날짜와 시각을 사용하여 '날짜 시간 덧셈 곱셈' 활동을 합니다.
계산한 뒤, 계산기로 정답을 확인합니다.

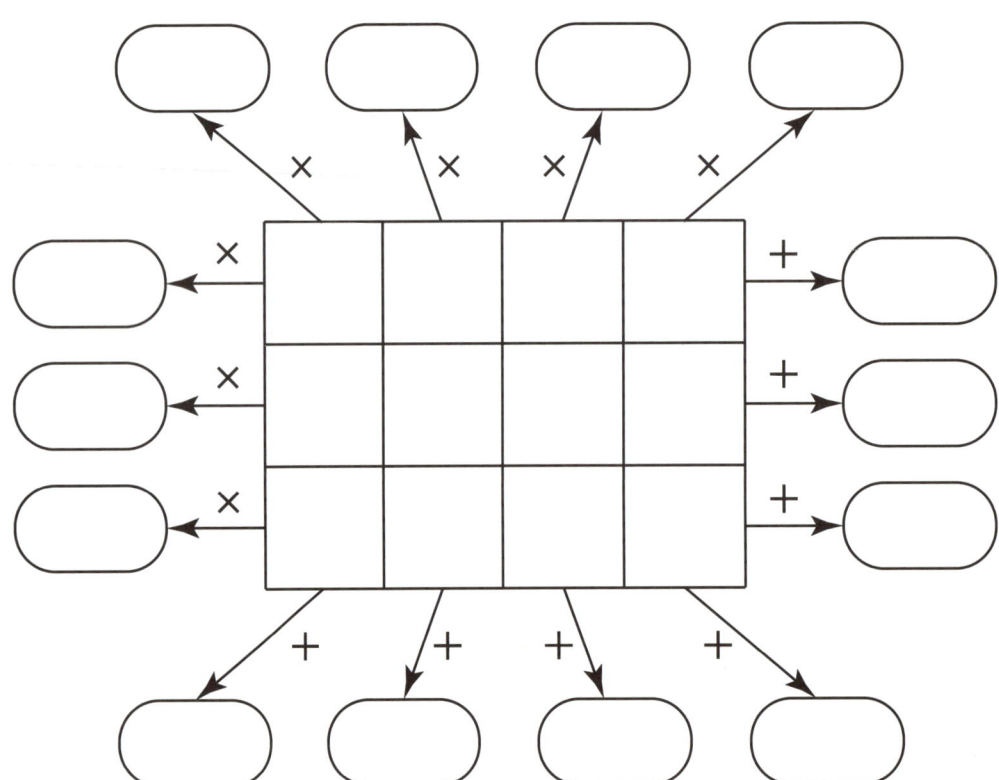

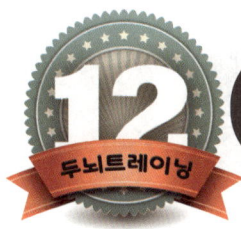

장바구니 계산하기

주의집중
문제해결
연산능력

맛있는 요리를 해서 먹으려고 합니다. 레시피대로 필요한 식재료를 구입하기 위한 쇼핑 목록을 작성합니다. 장을 보면 얼마가 나올까요? 가격표를 보고 계산해 봅니다.

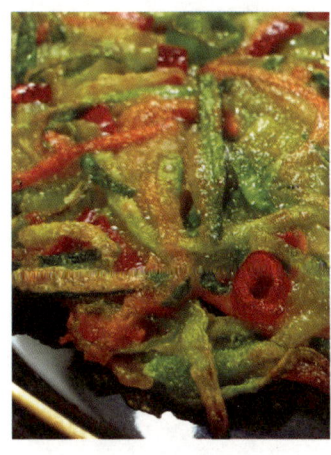

재료: 호박 1개, 양파 1/2개, 파프리카 조금, 감자 2개, 청양고추 3개, 부침가루 1종이컵, 전분 1/2종이컵, 소금 0.7큰술

① 호박은 채를 썰어 살짝 소금에 절입니다.
② 감자, 양파는 채 썰고, 청양고추와 파프리카는 다져주세요.
③ 전분 반 컵에 부침가루 반 컵 넣고 준비한 재료를 모두 넣고 조물조물 무칩니다.
④ 프라이팬에 기름을 두르고 호박 부침개를 부칩니다.

[마트 물건 가격]
호박 1개 1200원 / 양파 1개 500원 / 감자 1개 800원 / 파프리카 1개 1000원 /
청양고추 1봉지 1000원

요리를 위해 필요한 쇼핑 목록 :

총 장바구니 비용:

예시답안 참조

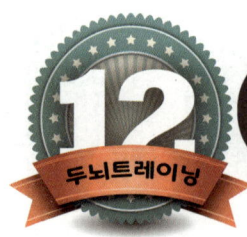

마음을 위한 보약

주의집중
언어이해
소근육운동

문장을 천천히 읽고 글자를 따라 써 봅니다.

자신을 믿는 자는 남 또한 자기를 믿어서 오(吳)와 월(越) 같은 적국 사이라도 형제처럼 될 수 있고, 자기를 의심하여 자기 외에는 모두 적국이 된다.

출처: 명심보감

위의 글을 그대로 다시 적어봅니다.

_____

_____

_____

[예시답안]

쇼핑 목록: 호박 1개, 양파 1개, 감자 2개, 파프리카 1개, 청양고추 1봉지

총 장바구니 비용 : 5,300원

알뜰상식

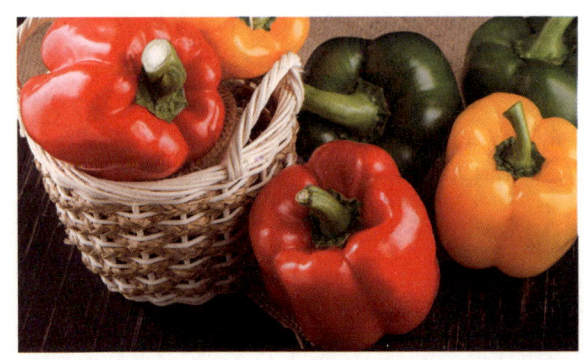

파프리카는 여러 가지 색상을 가집니다. 색상별로 맛과 영양소에 차이가 있습니다. 파프리카는 비타민 A, B, C, E와 칼륨과 마그네슘 등을 많이 함유하고 있습니다. 관절염이나 당뇨병 및 심장병 등을 예방하는 카로티노이드를 30가지 이상 갖고 있습니다.

빨간색 파프리카는 가장 달콤하고 과일 향이 풍부합니다. 빨간색 파프리카는 리코펜을 포함한 유일한 파프리카 품종입니다. 리코펜은 붉은색을 띠는 항산화제이며, 유방암이나 전립선암과 같은 암을 예방한다고 합니다.

참고자료 : 네이버 블로그

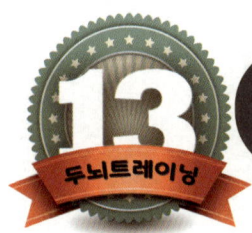

날짜 시간 덧셈 곱셈

지남력
연산능력
작업기억력

_____ 년 _____ 월 _____ 일

현재 날짜와 시각을 사용하여 '날짜 시간 덧셈 곱셈' 활동을 합니다.
계산한 뒤, 계산기로 정답을 확인합니다.

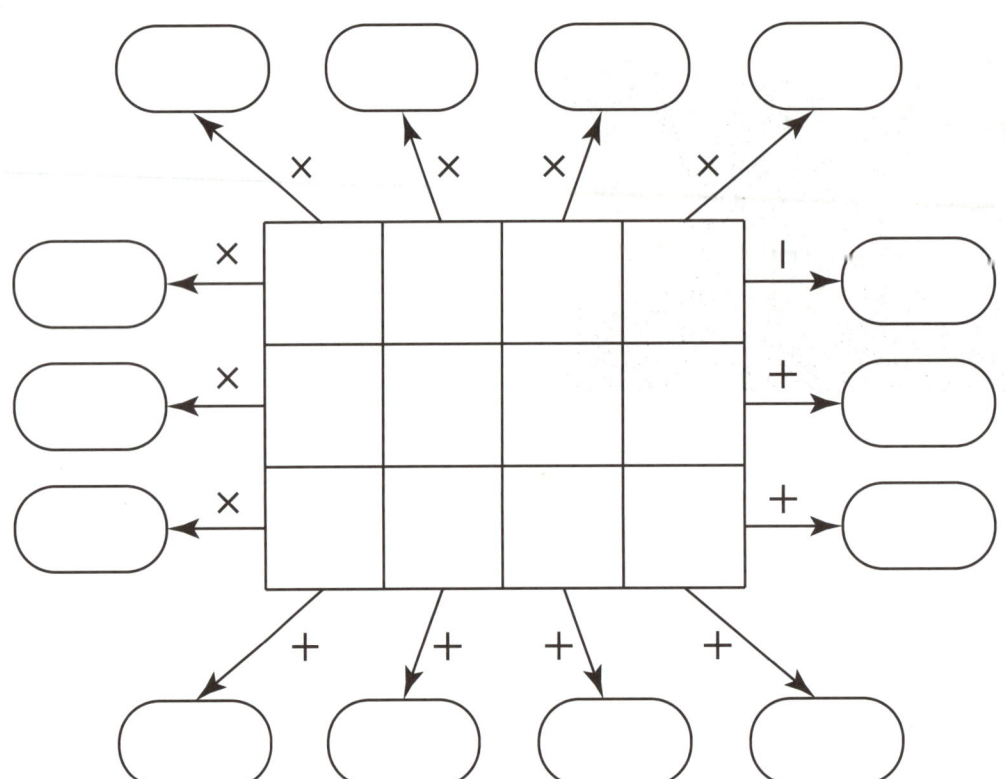

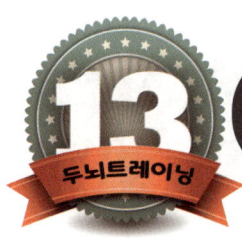

꼬불꼬불 미로 찾기

주의집중
기억력
문제해결

위쪽에서 시작하여 아래쪽 컵까지 길을 잘 찾아봅니다.

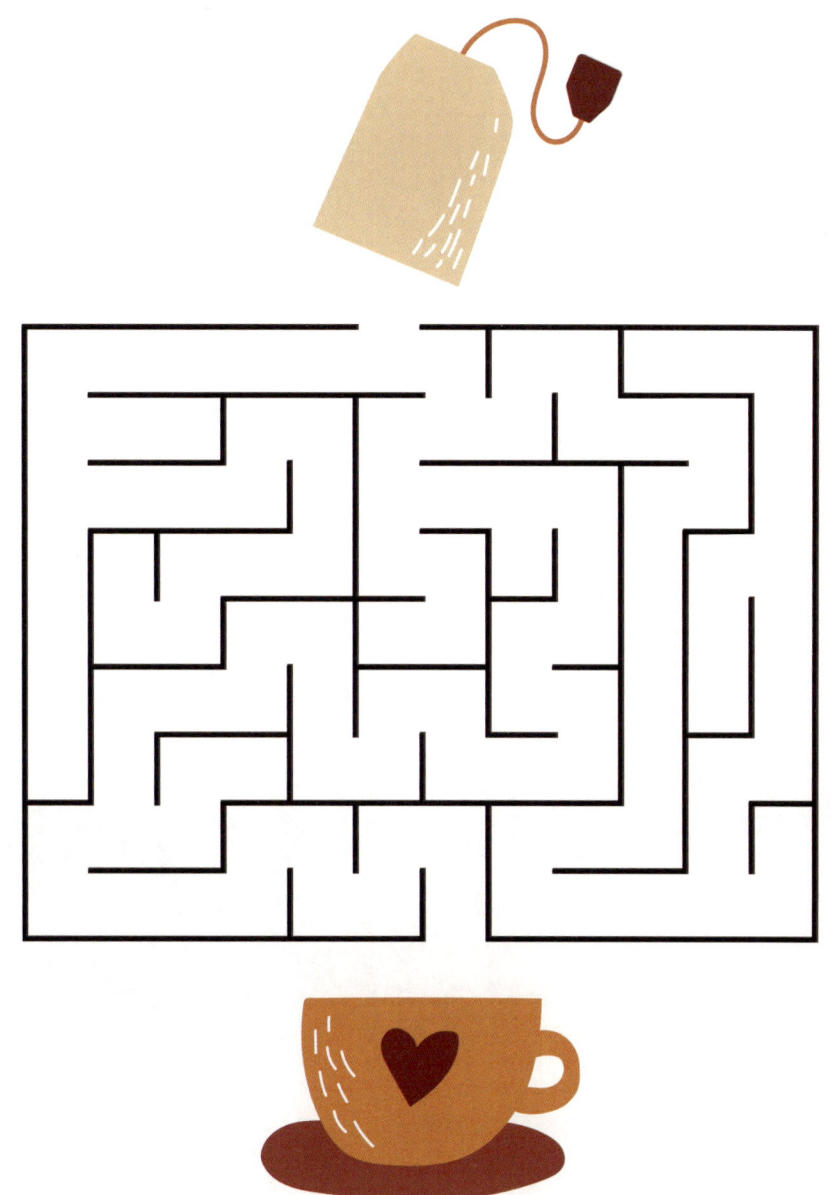

예시답안 참조

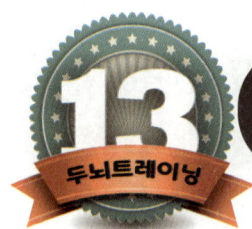

지난주 스케줄

기억력 / 지남력 / 언어표현

지난주에 만났던 사람 이름과 장소 그리고 함께 한 일을 적어봅니다.

만난 사람 이름 :

만난 장소 :

만나서 함께 한 일 :

[예시답안]

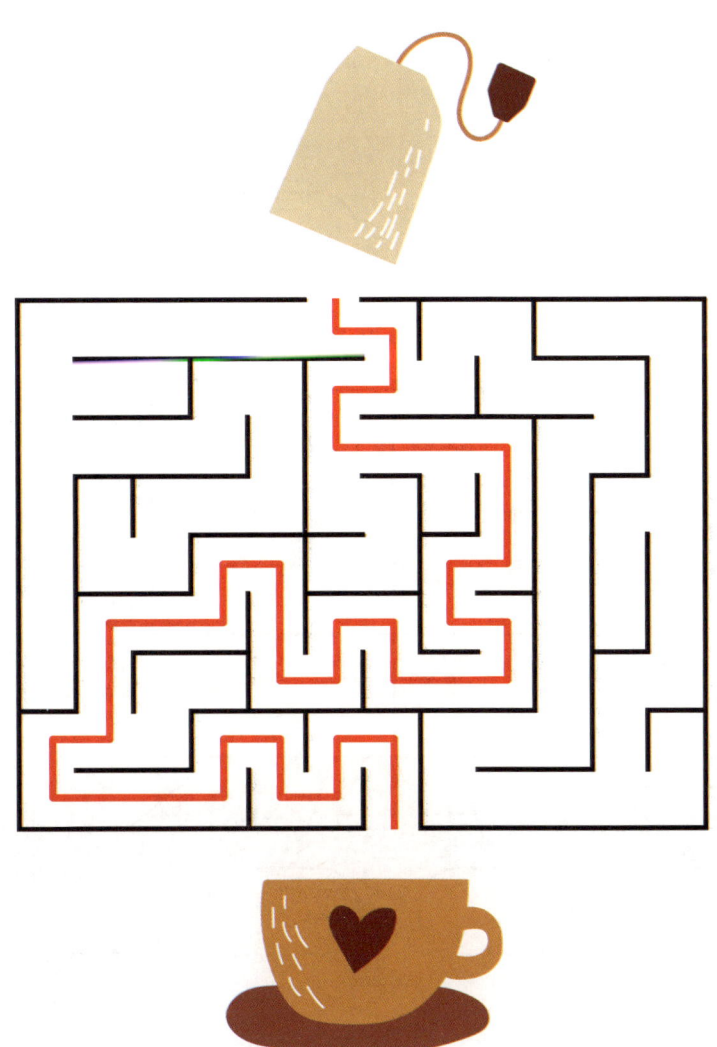

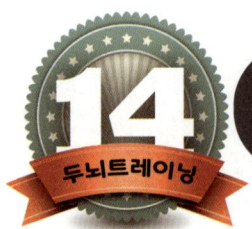

날짜 시간 덧셈 곱셈

지남력
연산능력
작업기억력

_____ 년   월   일

현재 날짜와 시각을 사용하여 '날짜 시간 덧셈 곱셈' 활동을 합니다.
계산한 뒤, 계산기로 정답을 확인합니다.

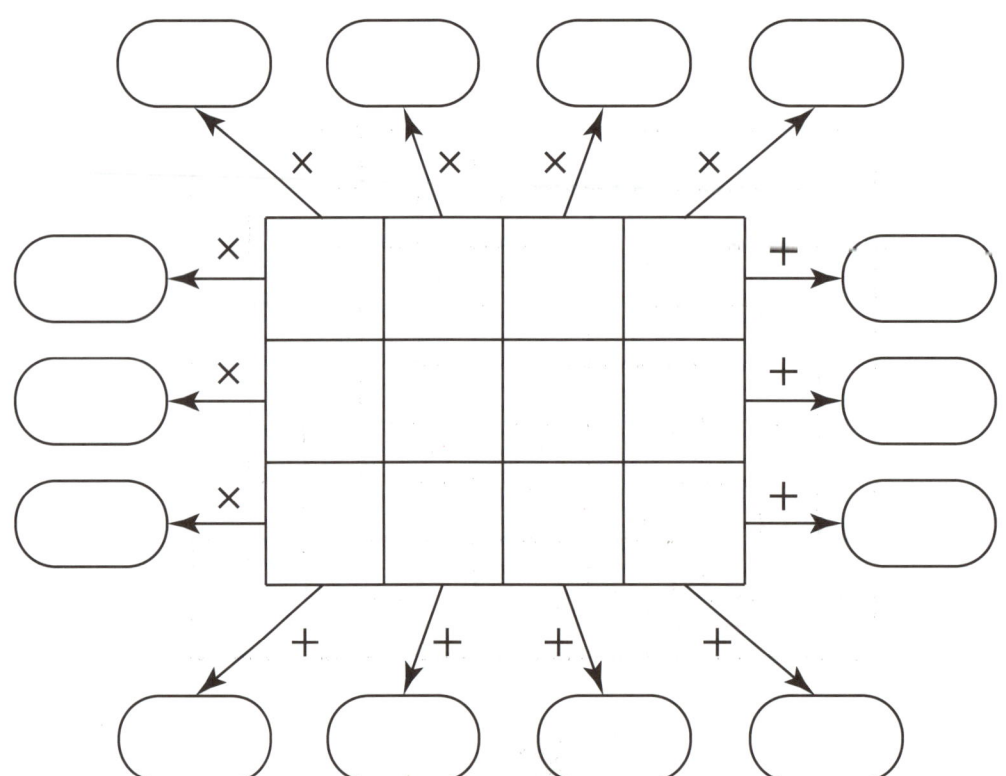

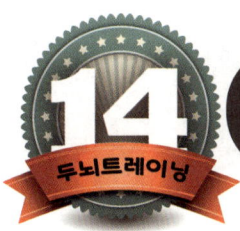

수수께끼 연산

주의집중
추론기능
연산기능

왼쪽 동물의 다리 개수가 몇 개일까요? 오른쪽 숫자에 연결합니다.

코끼리 •
닭 •
돼지 •   • 4개
문어 •
오징어 •   • 2개
쭈꾸미 •
낙지 •   • 10개
게 •   • 8개

동물 이름 대신 다리 개수로 바꾸어서 다음의 식들을 계산합니다.

코끼리 x 돼지 =

문어 - 주꾸미 =

닭 x 오징어 =

게 + 문어 =

예시답안 참조

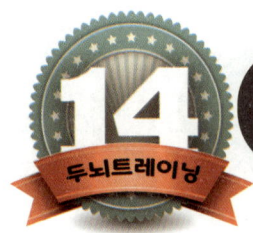

마음을 위한 보약

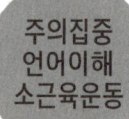

문장을 천천히 읽고 글자를 따라 써 봅니다.

아버지가 근심하지 않음은 자식이 효도하기 때문이요. 남편이 번뇌가 없음은 아내가 어질기 때문이다. 말이 많아지고 말을 실수함은 술 때문이요. 의리가 끊어지고 친한 사람이 소원해짐은 단지 돈 때문이다.

출처: 명심보감

위의 글을 그대로 다시 적어봅니다.

_____
_____
_____
_____

[예시답안]

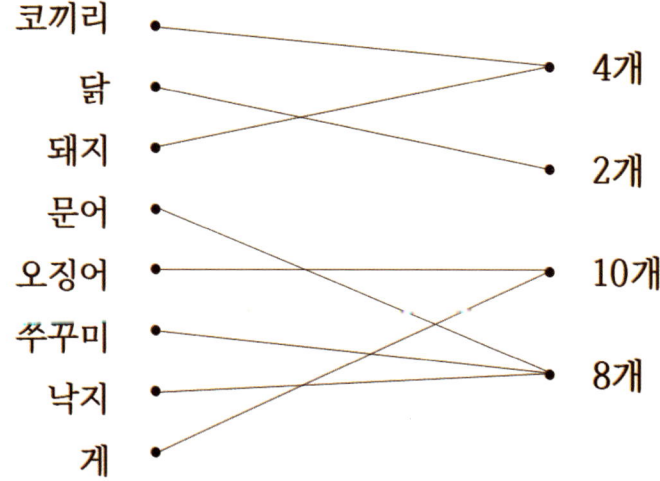

코끼리 x 돼지 = 16

문어 - 주꾸미 = 0

닭 x 오징어 = 20

게 + 문어 = 18

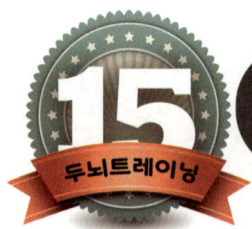

날짜 시간 덧셈 곱셈

지남력
연산능력
작업기억력

_____ 년   월   일

현재 날짜와 시각을 사용하여 '날짜 시간 덧셈 곱셈' 활동을 합니다.
계산한 뒤, 계산기로 정답을 확인합니다.

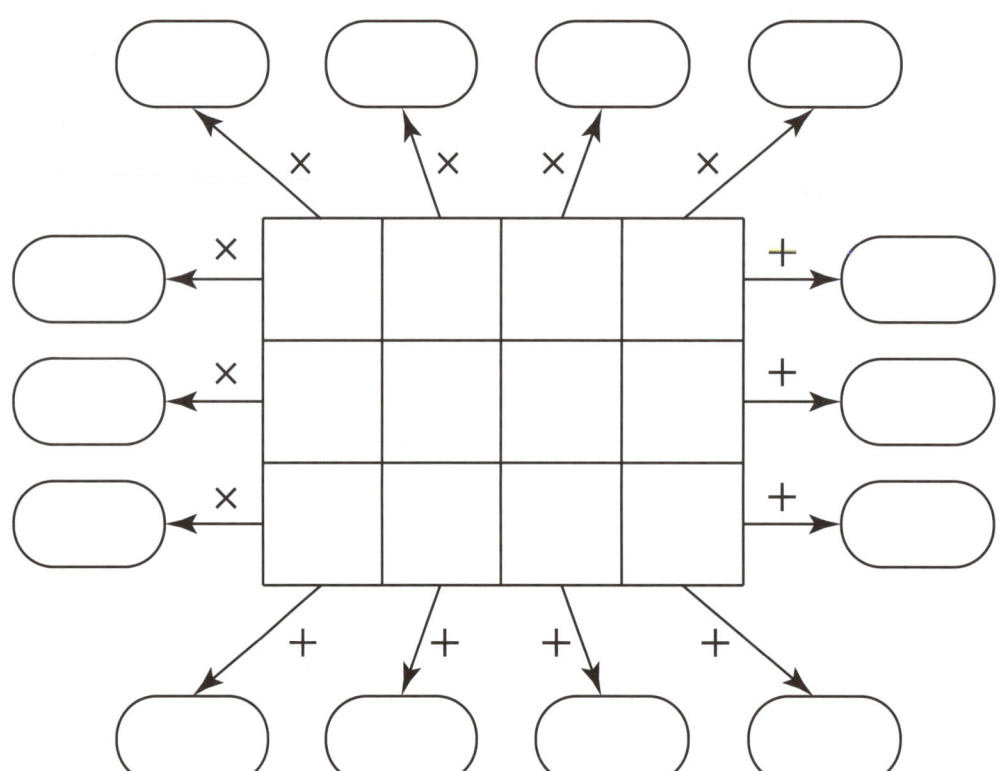

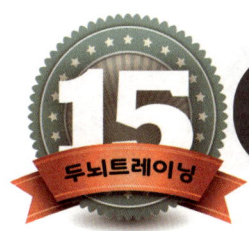

글 속의 도형 찾기

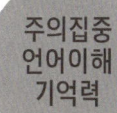

아래 글을 읽으면서 글자 '이'를 찾아 동그라미를 하고, 동그라미 4개씩 이어서 사각형을 여러 개 만들어 봅니다.

이런 증상 절대 무시하지 마세요

치매는 노인들에게 많이 나타나는 질환이지만 요새는 초로기 치매라고 젊은 층에서도 나타난다. "아직 기억력이 깜박깜박할 나이가 아닌 데"라고 생각하면서도 쉽게 넘겨 생각하는 경우가 일반적이다. 뇌의 기능은 30대부터 아주 천천히 떨어지기 시작하는데, 보통은 알아차리기 어려울 정도로 느리게 진행된다. 그런데 아주 눈에 띄게 인지기능이 떨어졌다면 초로기 치매인지 의심을 해 봐야 한다. 컬럼비아대 어빙메디컬센터 카카폴로 신경심리학 부교수는 "일반적으로 두 가지 이상의 인지영역에서 현저하게 기능이 떨어지면 치매 진단을 받는데 이런 변화는 일상생활에 영향을 미치게 된다"고 말한다. 이는 언어 기능, 시공간 기능, 멀티태스킹 실행 기능 등의 문제뿐만 아니라 기억력에도 이상이 생겼다는 것을 의미한다.

카카폴로 박사에 따르면 다음의 증상 중 하나 이상 발생하여 일상생활에 영향을 미친다면 절대로 가벼이 넘기지 않도록 한다.

방금 배운 것을 잊어버린다. 그래서 대화 중에 같은 질문을 반복하거나 방금 본 TV 프로그램 내용의 세세한 부분을 기억하기 힘들어한다. 또한 새로운 작업을 배우기 어렵다. 추상적 사고가 어려워져서 청구서를 두 번 지불한다든지 돈을 쓰는 데 어려움이 생긴다. 시간과 공간 지각의 어려움이 생겨서 익숙한 곳에서 길을 잃을 수 있다. 시간과 요일을 혼동한다. 시각 정보를 처리하는 데 어려움이 생겨서 낙상, 안전 운전 등의 어려움이나 색상 판단에 어려움이 생긴다. 단어를 잊어버린다. 그래서 이름을 까먹고 새로운 기억을 잘 못하고 익숙한 물건에 대한 단어를 잊어버려 대화가 끊기기도 한다. 끊임없이 물건을 잃어버린다. 책 읽고 줄거리를 이해하거나 앞서 나온 내용을 기억하는 것이 힘들어지면서 독서에 대한 관심이 줄어든다. 대화에 끼어드는 데 어려움을 느끼거나 만나지 않는 사람들의 이름을 기억하기 어려워져 사교적 모임에서 멀어진다. 성격이 변한다. 짜증이 늘고 자존감이 낮아지고 우울감을 자주 느끼고 눈물이 많아진다. 거친 성격이나 강한 성격이 훨씬 부드러워지거나 다정다감해지곤 한다.

참고자료: '절대 무시하면 안 되는 치매 초기 징후 10' 2021.05.24 코메디닷컴

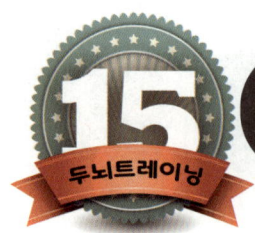

지난주 스케줄

기억력
지남력
언어표현

지난주에 만났던 사람 이름과 장소 그리고 함께 한 일을 적어봅니다.

만난 사람 이름 :

만난 장소 :

만나서 함께 한 일 :

NOTE

Week 4

16. 날짜 시간 덧셈 곱셈·숨은 글자 찾기·마음을 위한 보약
17. 날짜 시간 덧셈 곱셈·숫사 따라 미로 찾기·지난수 스케줄
18. 날짜 시간 덧셈 곱셈·사자성어 초성게임·마음을 위한 보약
19. 날짜 시간 덧셈 곱셈·좌우 그림 세기·지난주 스케줄
20. 날짜 시간 덧셈 곱셈·만다라 색칠하기·마음을 위한 보약

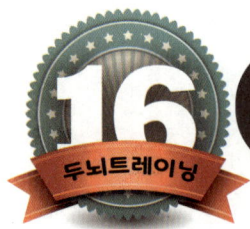

날짜 시간 덧셈 곱셈

지남력
연산능력
작업기억력

_____ 년 _____ 월 _____ 일

현재 날짜와 시각을 사용하여 '날짜 시간 덧셈 곱셈' 활동을 합니다.
계산한 뒤, 계산기로 정답을 확인합니다.

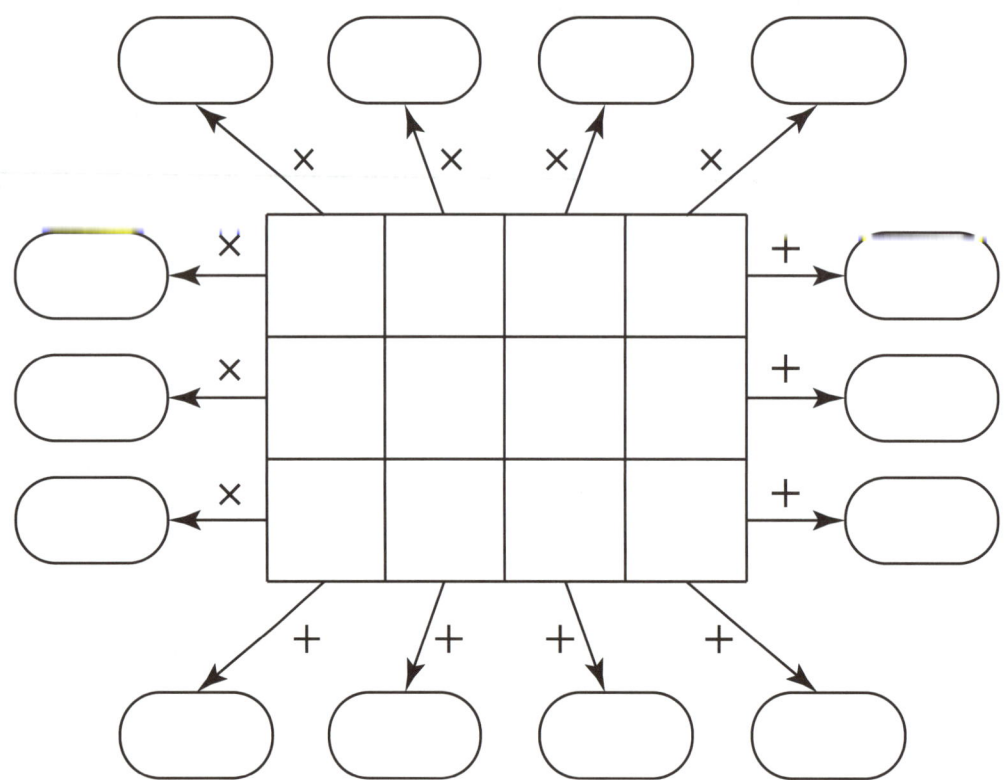

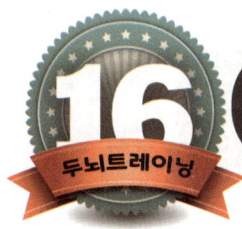

숨은 글자 찾기

주의집중
시지각
문제해결

단어 퍼즐판에서 가로, 세로로 다음 단어들을 찾아봅니다.

| 강강술래 | 감사인사 | 다홍치마 | 지하세계 | 시시비비 |
| 두루치기 | 인기가요 | 가시나무 | 탄수화물 | 안전제일 |

강	강	술	래	가	나	안	전	제	일
바	무	사	감	사	인	사	전	마	아
두	수	카	진	타	기	파	하	운	세
타	만	찰	고	하	가	시	나	무	전
두	루	치	기	슴	요	품	음	식	판
통	형	사	만	오	도	수	생	활	용
사	무	시	안	다	홍	치	마	음	을
요	지	하	세	계	담	사	나	가	아
탄	수	화	물	무	시	시	비	비	부
미	다	호	우	물	산	래	탄	안	례

예시답안 참조

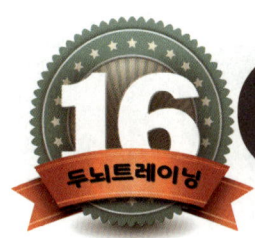

마음을 위한 보약

주의집중
언어이해
소근육운동

문장을 천천히 읽고 글자를 따라 써 봅니다.

복은 청렴과 검소함에서 생기고, 덕은 자기를 낮추고 물러서는 데서 생기며, 도는 안정에서 생기고, 생명은 화창함에서 생긴다. 근심은 많은 욕심에서 생기고, 재앙은 많은 탐욕에서 생기며, 실수는 경솔과 교만에서 생기고, 죄는 어질지 못한 데서 생긴다.

출처: 명심보감

위의 글을 그대로 다시 적어봅니다.

_____
_____
_____
_____

[예시답안]

강	강	술	래	가	나	안	전	제	일
바	무	사	감	사	인	사	전	마	아
두	수	카	진	타	기	파	하	운	세
타	만	찰	고	하	가	시	나	무	전
두	루	치	기	슴	요	품	음	식	판
통	형	사	만	오	도	수	생	활	용
사	무	시	안	다	홍	치	마	음	을
요	지	하	세	계	담	사	나	가	아
탄	수	화	물	무	시	시	비	비	부
미	다	호	우	물	산	래	탄	안	례

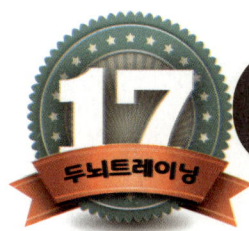

날짜 시간 덧셈 곱셈

지남력
연산능력
작업기억력

년   월   일

현재 날짜와 시각을 사용하여 '날짜 시간 덧셈 곱셈' 활동을 합니다.
계산한 뒤, 계산기로 정답을 확인합니다.

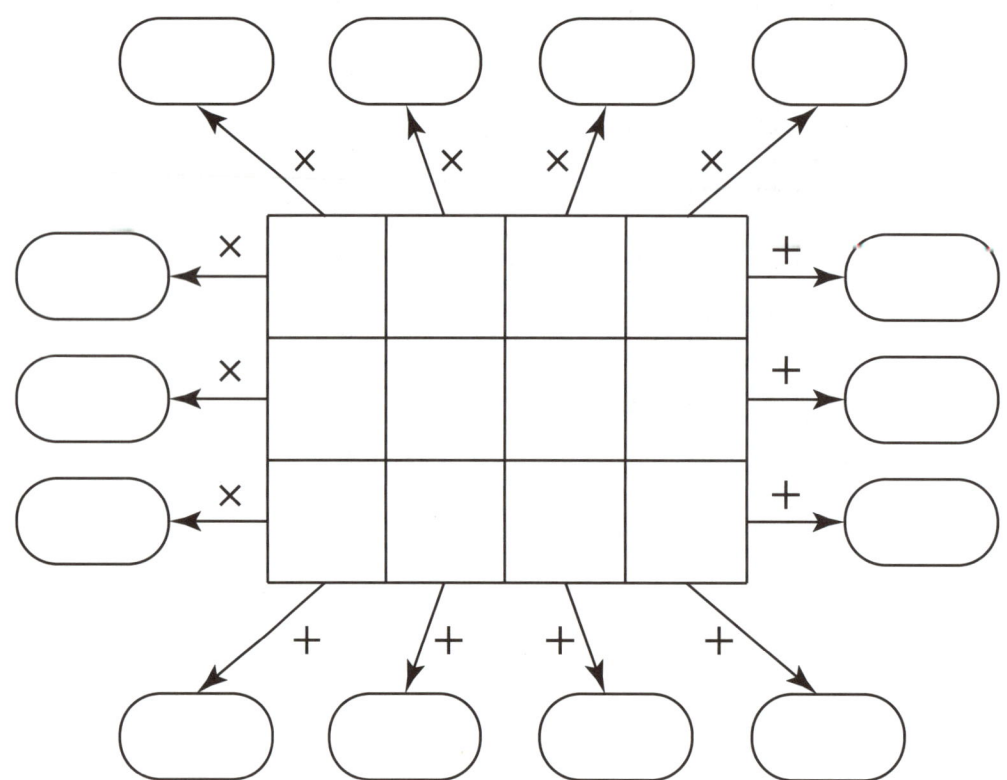

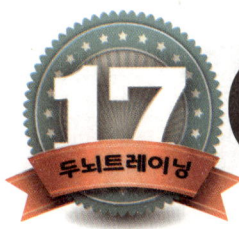

17 두뇌트레이닝

숫자 따라 미로 찾기

주의집중
기억력
문제해결

1에서 20까지 숫자를 순서대로 이어가며 길을 찾습니다. 다음 숫자를 찾아갈 때 미로의 출구를 향해 잘 나아갈 수 있도록 숫자를 선택합니다.

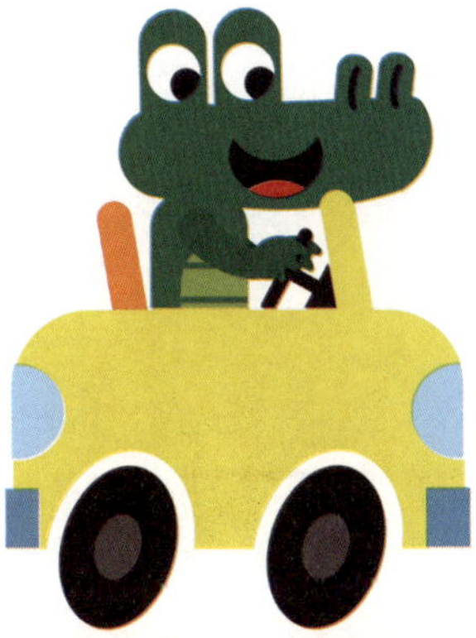

		1	2	3	6	2
		3	6	4	5	4
2	6	7	8	6	7	8
14	13	4	11	6	9	7
15	10	12	9	10	13	18
16	17	18	6	19	11	15
10	11	12	19	13	FINISH	
13	19	18	15	20		

예시답안 참조

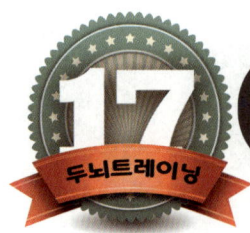

지난주 스케줄

지난주에 만났던 사람 이름과 장소 그리고 함께 한 일을 적어봅니다.

만난 사람 이름 :

만난 장소 :

만나서 함께 한 일 :

[예시답안]

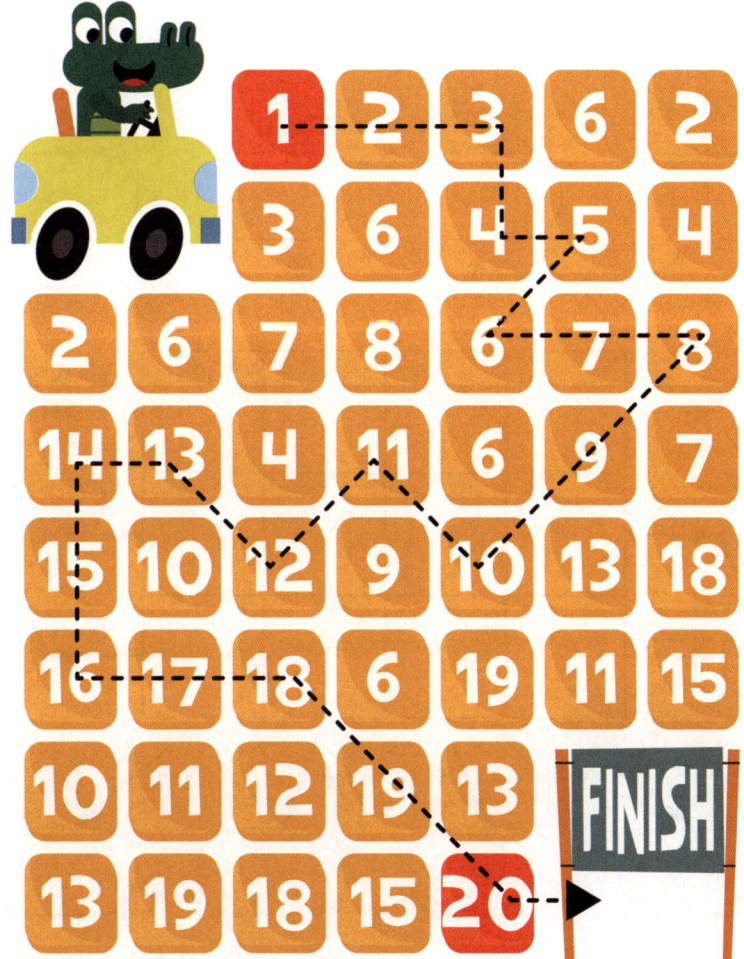

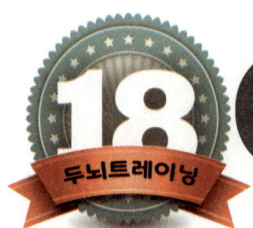

날짜 시간 덧셈 곱셈

년   월   일

현재 날짜와 시각을 사용하여 '날짜 시간 덧셈 곱셈' 활동을 합니다.
계산한 뒤, 계산기로 정답을 확인합니다.

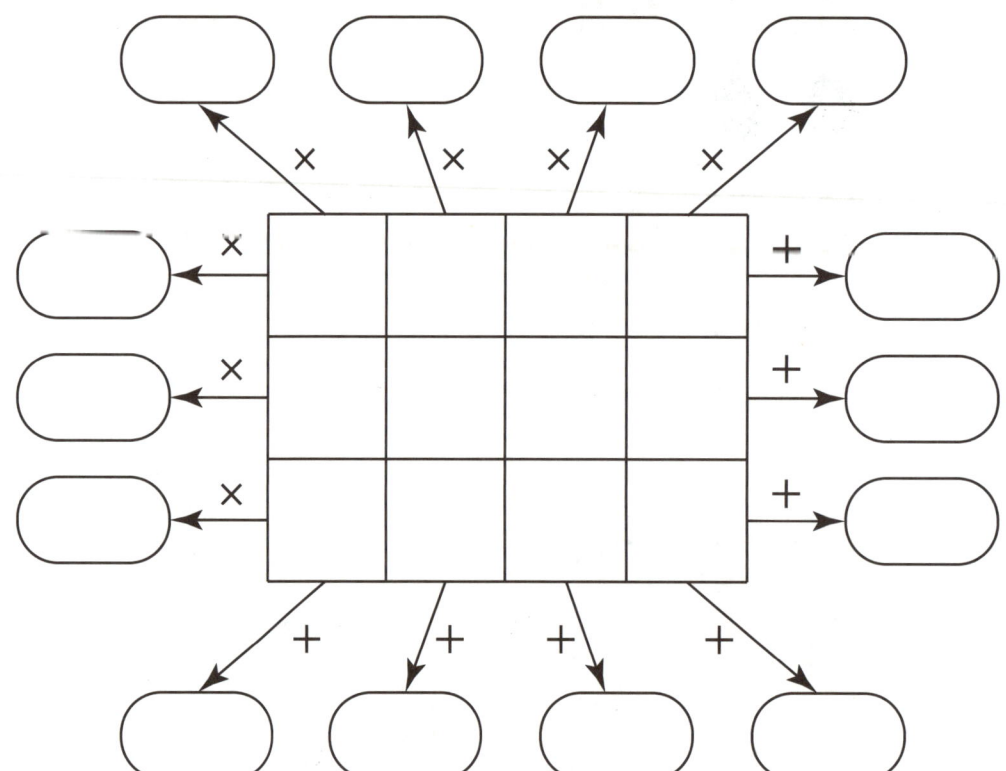

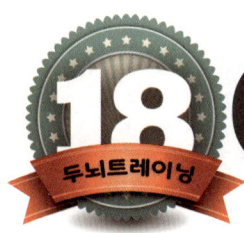

사자성어 초성게임

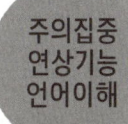

주어진 의미와 힌트로 주어진 초성을 맞는 사자성어를 보기에서 찾아 적어봅니다.

내우외환(內憂外患)	오비이락(烏飛梨落)
연목구어(緣木求魚)	부화뇌동(附和雷同)
언감생심(焉敢生心)	와신상담(臥薪嘗膽)

1. 아무 관계도 없이 한 일로 공교롭게도 난처한 위치에 서게 된다.
   ㅇㅂㅇㄹ

2. 목적을 달성하기 위해 어떤 고난도 감수한다.
   ㅇㅅㅅㄷ

3. 불가능한 일을 무리하게 하려고 한다.
   ㅇㅁㄱㅇ

예시답안 참조

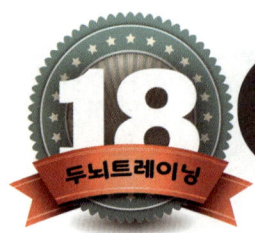

마음을 위한 보약

주의집중
언어이해
소근육운동

문장을 천천히 읽고 글자를 따라 써 봅니다.

만족할 줄 알아 늘 만족스러워하면 평생 욕되지 아니하고, 그칠 줄 알아 늘 그치면 평생 부끄러움이 없을 것이다.

출처: 명심보감

위의 글을 그대로 다시 적어봅니다.

_____

_____

_____

_____

[예시답안]

1. 아무 관계도 없이 한 일로 공교롭게도 난처한 위치에 서게 된다.
   ㅇㅂㅇㄹ

   오비이락(烏飛梨落)

2. 목적을 달성하기 위해 어떤 고난도 감수한다.
   ㅇㅅㅅㄷ

   와신상담(臥薪嘗膽)

3. 불가능한 일을 무리하게 하려고 한다.
   ㅇㅁㄱㅇ

   연목구어(緣木求魚)

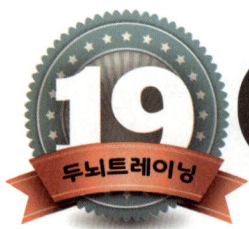

날짜 시간 덧셈 곱셈

지남력
연산능력
작업기억력

_____ 년 ___ 월 ___ 일

현재 날짜와 시각을 사용하여 '날짜 시간 덧셈 곱셈' 활동을 합니다.
계산한 뒤, 계산기로 정답을 확인합니다.

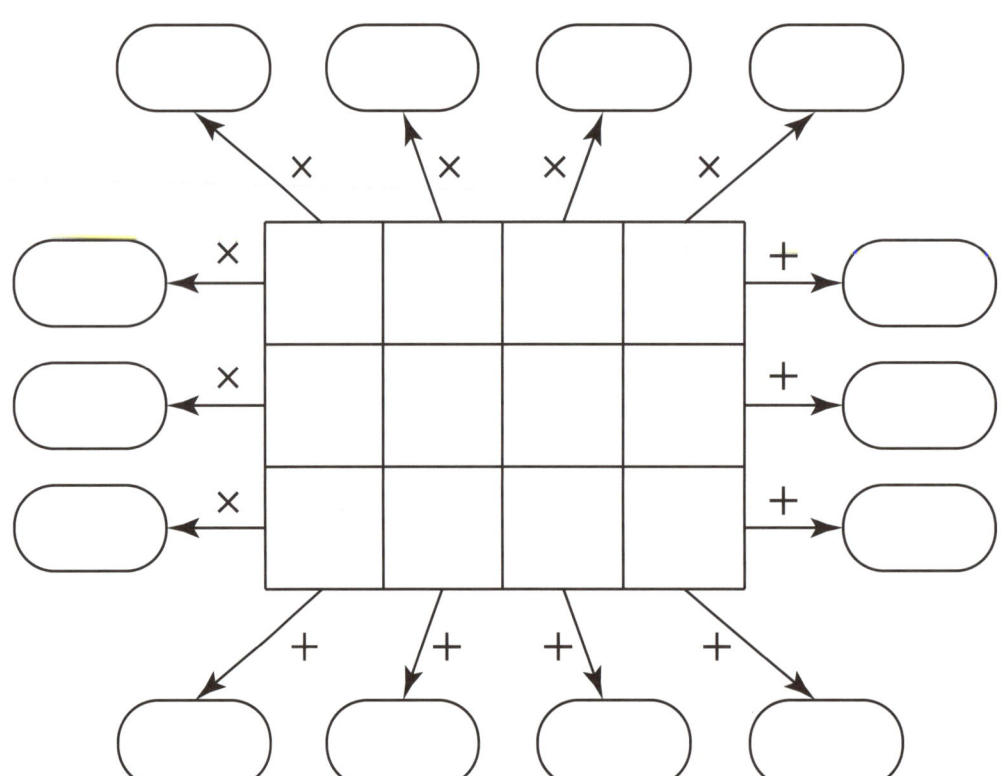

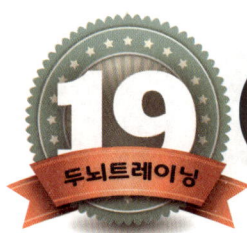

19 좌우 그림 세기

주의집중
시지각
문제해결

왼쪽을 바라보는 타조의 개수를 세어 왼쪽 빈칸에 적고, 오른쪽을 바라보는 타조의 개수를 세어 오른쪽 빈칸에 적습니다.

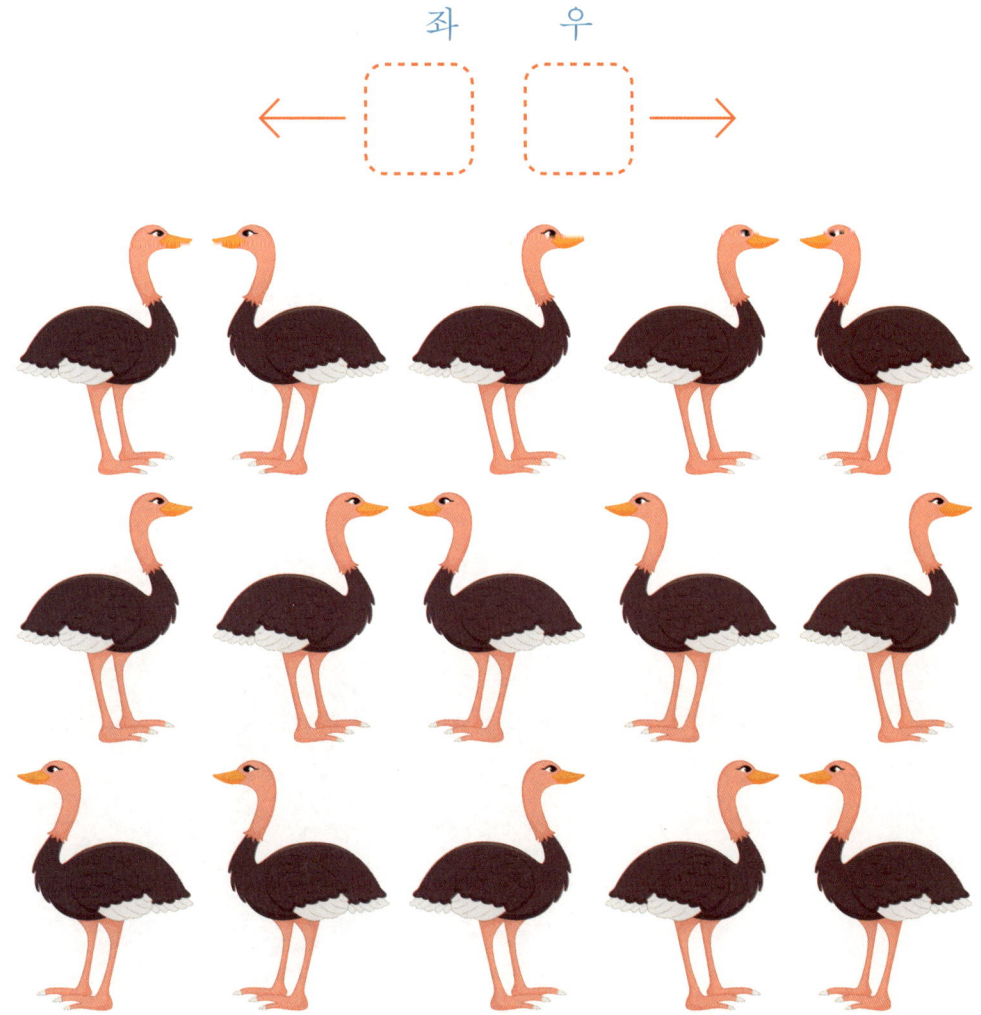

예시답안 참조

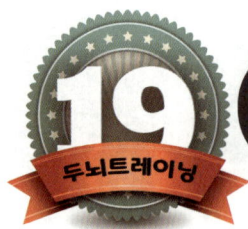

지난주 스케줄

기억력
지남력
언어표현

지난주에 만났던 사람 이름과 장소 그리고 함께 한 일을 적어봅니다.

만난 사람 이름 :

만난 장소 :

만나서 함께 한 일 :

[예시답안]

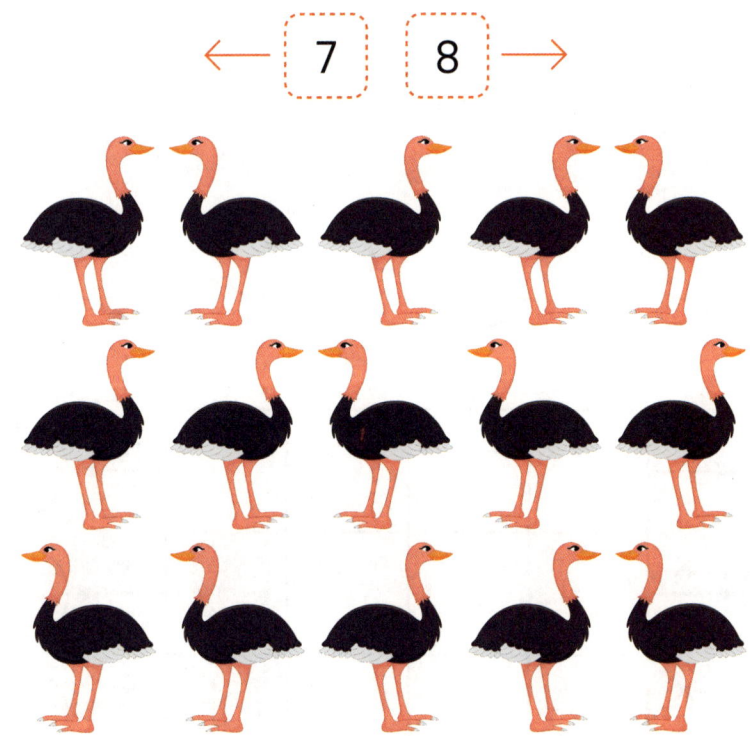

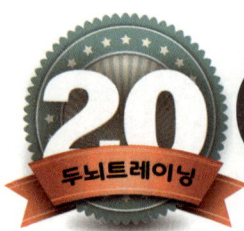

날짜 시간 덧셈 곱셈

_____ 년 ___ 월 ___ 일

현재 날짜와 시각을 사용하여 '날짜 시간 덧셈 곱셈' 활동을 합니다.
계산한 뒤, 계산기로 정답을 확인합니다.

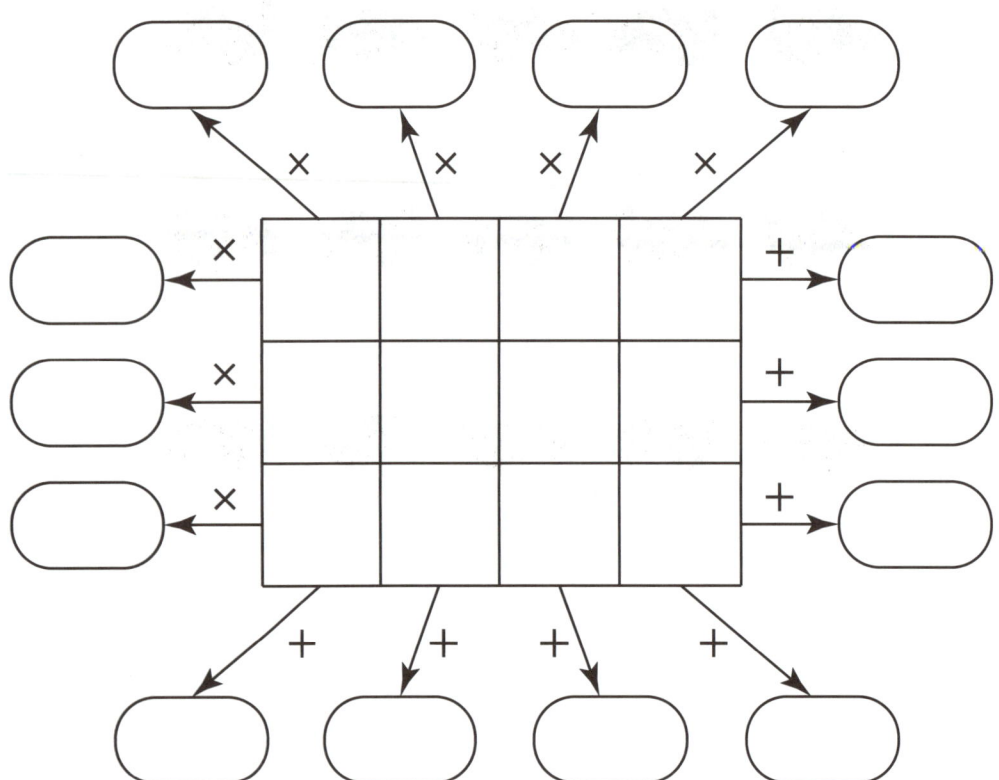

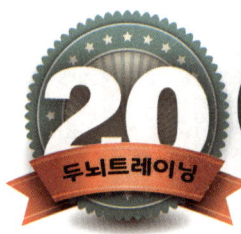

만다라 색칠하기

주의집중
소근육운동
언어표현

다음의 그림을 예쁘게 색칠하고 완성된 그림에 제목을 붙입니다.

제 목 :

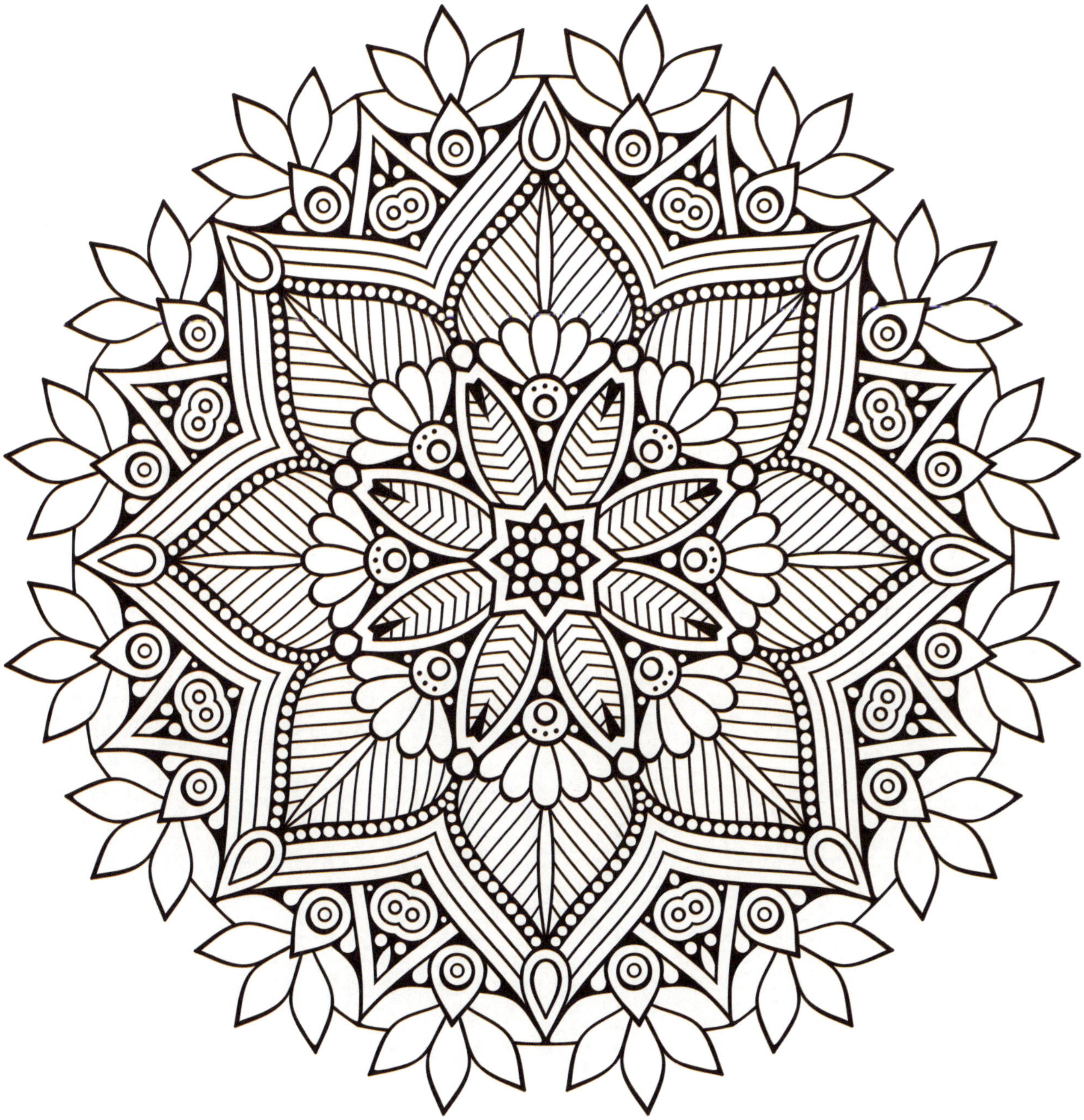

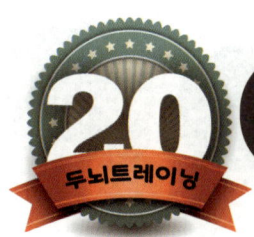

마음을 위한 보약

문장을 천천히 읽고 글자를 따라 써 봅니다.

공자가 말하였다. "많은 사람들이 미워하더라도 반드시 잘 살펴보아야 하며, 많은 사람들이 좋아하더라도 반드시 살펴보아야 한다."

출처: 논어

위의 글을 그대로 다시 적어봅니다.

_____

_____

_____

_____

NOTE

Week 5

21. 날짜 시간 덧셈 곱셈·주렁주렁 끝말잇기·지난주 스케줄
22. 날짜 시간 덧셈 곱셈·사진 속 물건 찾기·마음을 위한 보약
23. 날짜 시간 덧셈 곱셈·숫자 따라 미로 찾기·지난주 스케줄
24. 날짜 시간 덧셈 곱셈·다른 모양 찾기·마음을 위한 보약
25. 날짜 시간 덧셈 곱셈·글 속의 도형 찾기·지난주 스케줄

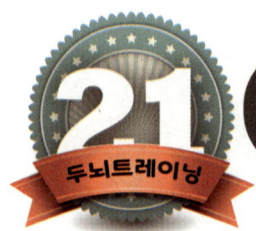

날짜 시간 덧셈 곱셈

지남력
연산능력
작업기억력

_____ 년 ___ 월 ___ 일

현재 날짜와 시각을 사용하여 '날짜 시간 덧셈 곱셈' 활동을 합니다.
계산한 뒤, 계산기로 정답을 확인합니다.

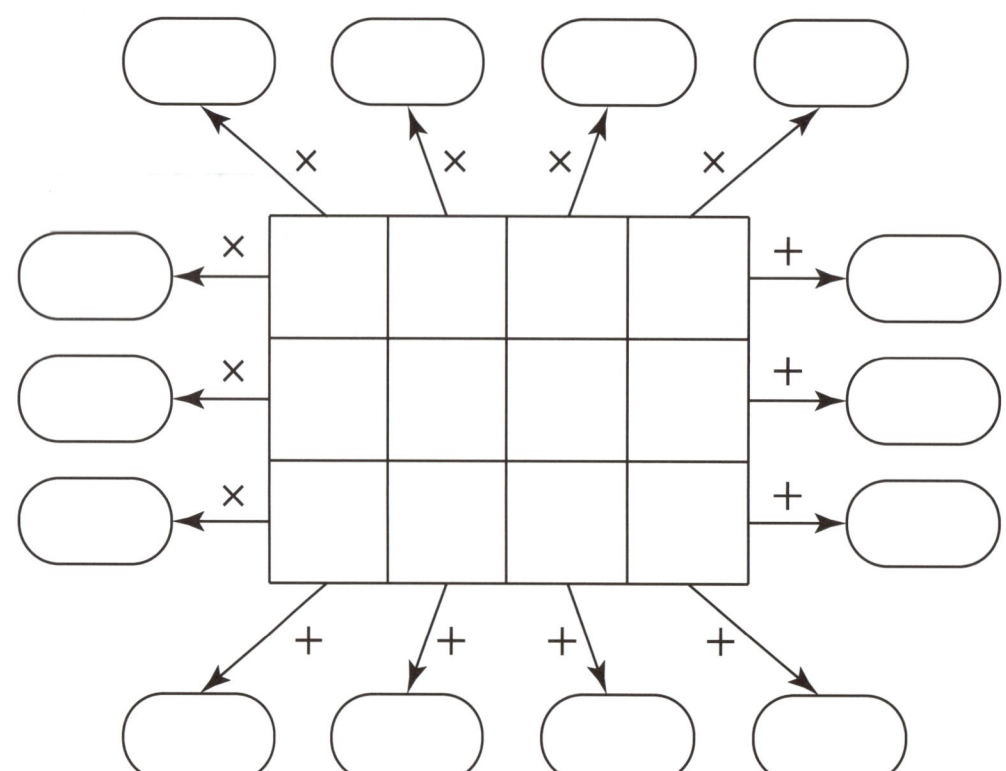

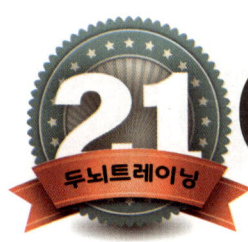

주렁주렁 끝말잇기

주의집중
언어표현
단어구성

처음 주어진 단어의 마지막 문자로 시작하는 단어를 사용하여 끝말잇기를 합니다.
다음의 <보기>처럼 할 수 있는 만큼 계속해 봅니다.

<보기>
잉어 → 어부 → 부자 → 자동차 → 차양 → 양장피 → 피망 → 망치 → …

바<u>지</u> → (   ) → (   ) → (   )

모<u>자</u> → (   ) → (   ) → (   )

양<u>말</u> → (   ) → (   ) → (   )

조<u>끼</u> → (   ) → (   ) → (   )

예시답안 참조

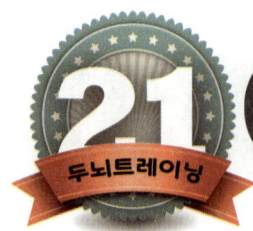

지난주 스케줄

지난주에 만났던 사람 이름과 장소 그리고 함께 한 일을 적어봅니다.

만난 사람 이름 :

만난 장소 :

만나서 함께 한 일 :

[예시답안]

각자 생각에 따라 다른 답안이 나올 수 있습니다.

바<u>지</u> → (지 하) → (하 천) → (천 지)

모<u>자</u> → (자 수) → (수 박) → (박 자)

양<u>말</u> → (말 소) → (소 화) → (화 재)

조<u>끼</u> → (끼 니) → (니 트) → (트 럭)

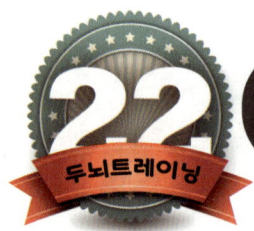

날짜 시간 덧셈 곱셈

년 월 일

현재 날짜와 시각을 사용하여 '날짜 시간 덧셈 곱셈' 활동을 합니다.
계산한 뒤, 계산기로 정답을 확인합니다.

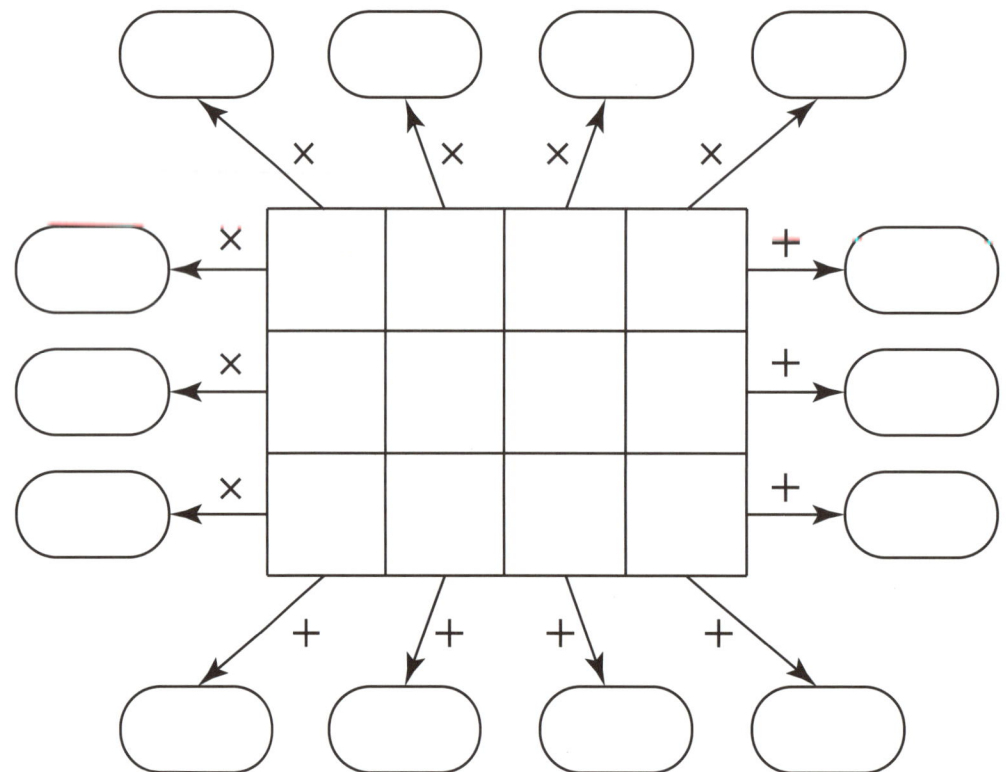

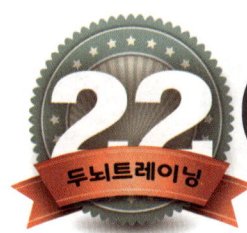

사진 속 물건 찾기

주의집중
기억력
언어표현

아래 사진 속에 과일 이름을 보이는 대로 다 찾아 적어봅니다.

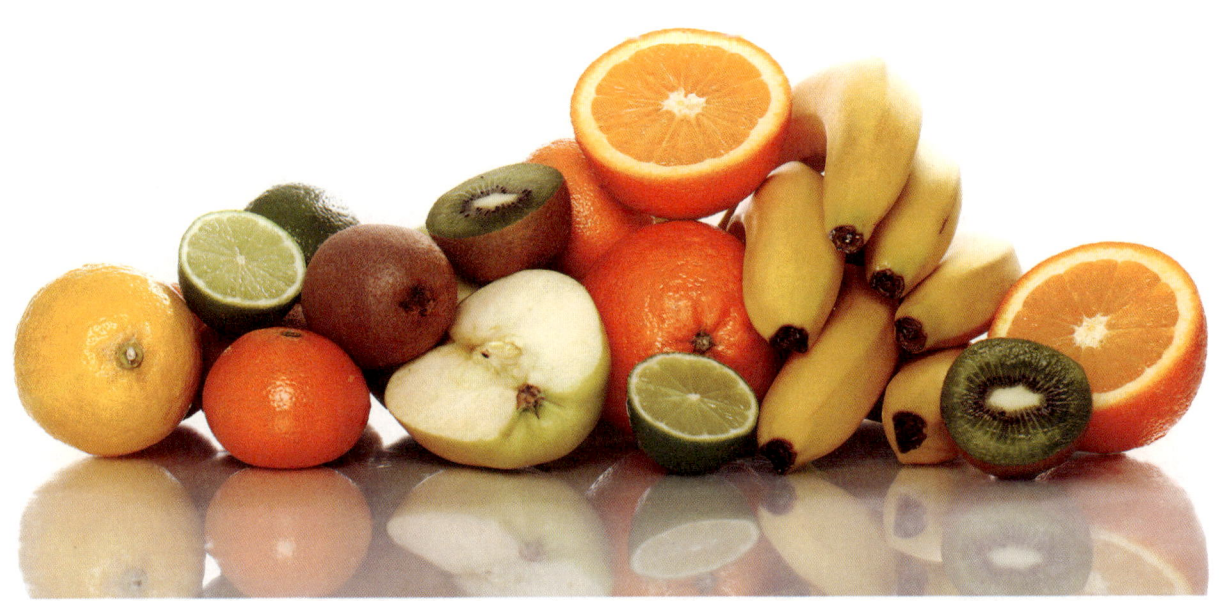

예시답안 참조

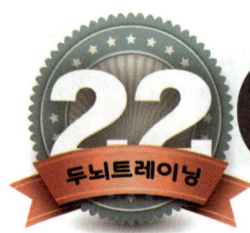

22. 마음을 위한 보약

주의집중
언어이해
소근육운동

문장을 천천히 읽고 글자를 따라 써 봅니다.

집안이 화목하면 가난해도 좋으며, 의롭지 못하면 부자인들 무엇하리오. 단지 한 아들이라도 효자가 있다면, 자손이 많아 무엇하리오.

출처: 명심보감

위의 글을 그대로 다시 적어봅니다.

[예시답안]

바나나, 오렌지, 키위, 사과, 귤, 레몬, 라임

알뜰상식

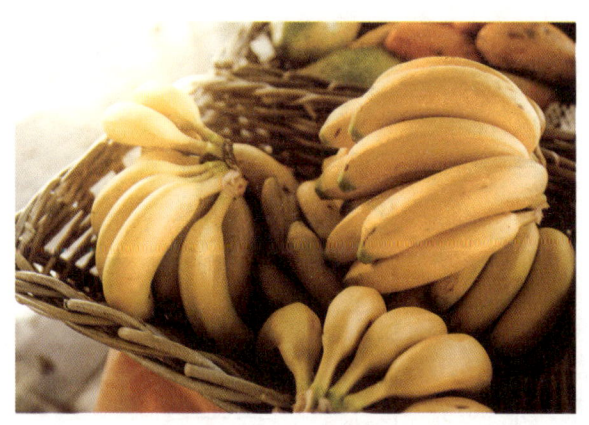

바나나는 소화기관을 자극하지 않고 소화가 쉽게 되도록 하여 위장 통증이나 배탈 완화에 도움이 된다. 바나나 한 개에는 420mg의 칼륨이 함유되어 있다. 칼륨은 효과적으로 콩팥 기능을 향상시키고 뇌졸중 위험을 저하시킨다. 또한 정상혈압과 심장 기능을 유지시키는 등 심혈관에 여러 가지 효능이 있는 것으로 나타났다.

참조자료 : 네이버 블로그

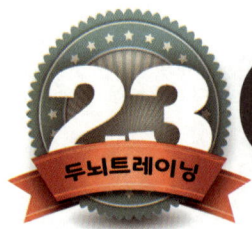

날짜 시간 덧셈 곱셈

지남력
연산능력
작업기억력

_____ 년   월   일

현재 날짜와 시각을 사용하여 '날짜 시간 덧셈 곱셈' 활동을 합니다.
계산한 뒤, 계산기로 정답을 확인합니다.

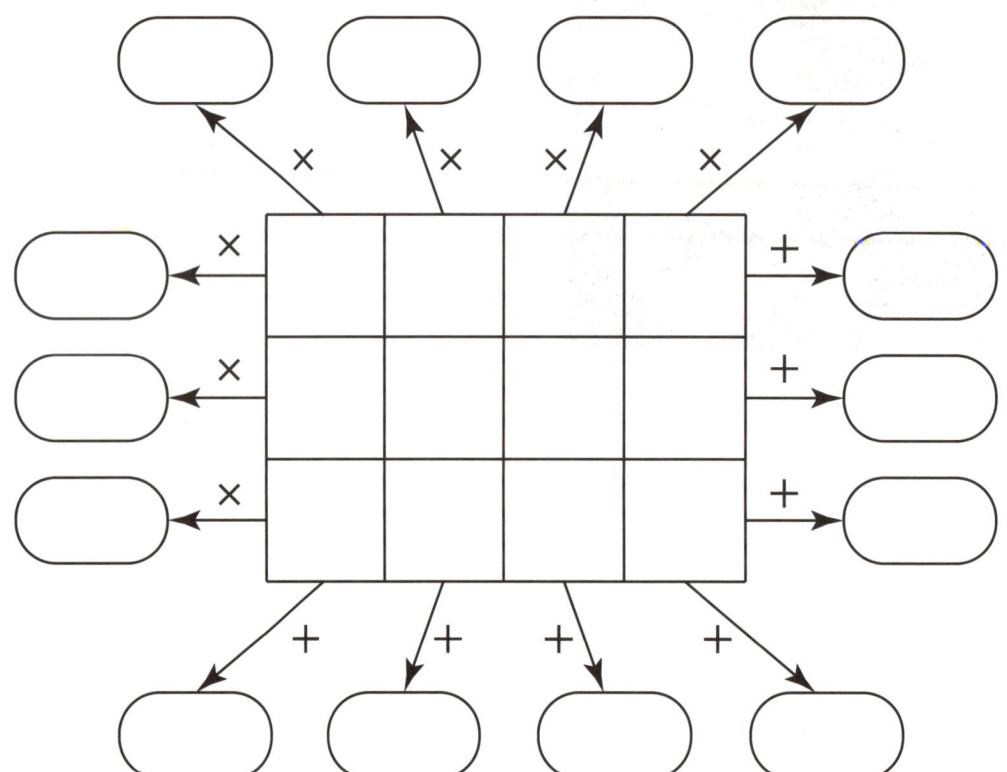

23 두뇌트레이닝

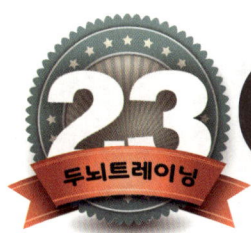

숫자 따라 미로 찾기

주의집중
기억력
문제해결

1에서 20까지 숫자를 순서대로 이어가며 길을 찾습니다. 다음 숫자를 찾아갈 때 미로의 출구를 향해 잘 나아갈 수 있도록 숫자를 선택합니다.

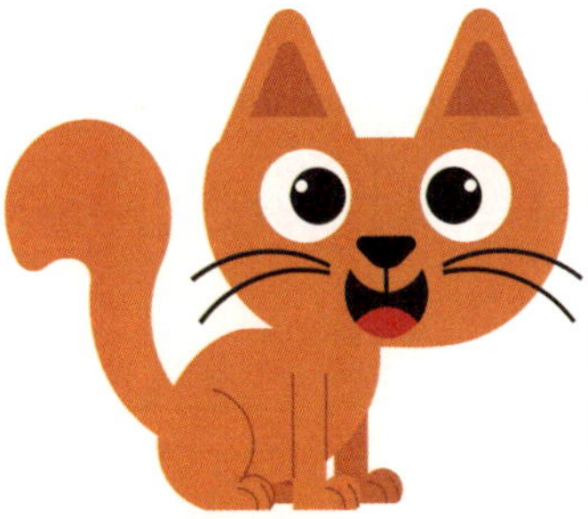

		1	6	3	2	5
		3	2	6	5	7
1	8	7	9	3	4	5
16	10	11	17	9	11	6
11	12	19	10	16	8	7
13	14	15	6	19	18	19
18	16	17	19	20		
19	13	11	18	14		

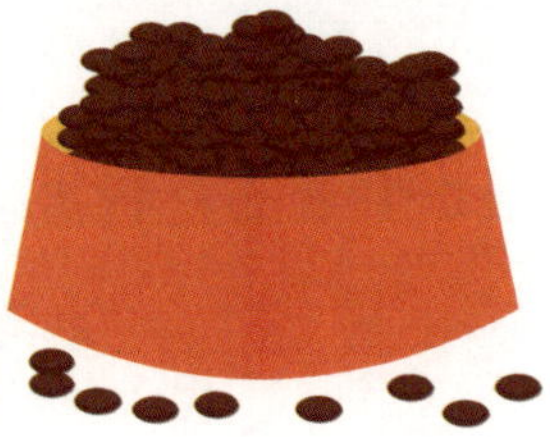

예시답안 참조

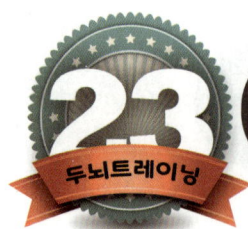

지난주 스케줄

기억력
지남력
언어표현

지난주에 만났던 사람 이름과 장소 그리고 함께 한 일을 적어봅니다.

만난 사람 이름 :

만난 장소 :

만나서 함께 한 일 :

[예시답안]

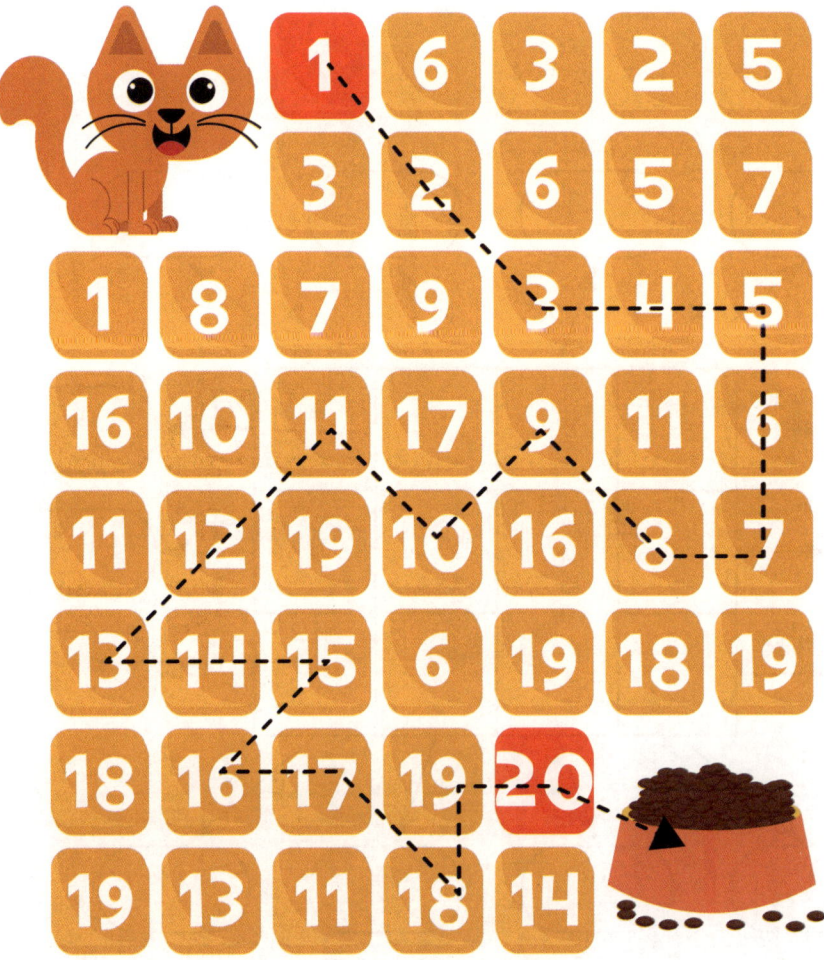

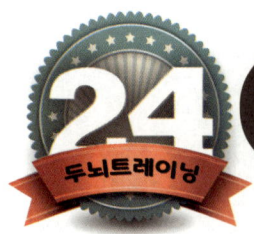

날짜 시간 덧셈 곱셈

지남력
연산능력
작업기억력

_____ 년   월   일

현재 날짜와 시각을 사용하여 '날짜 시간 덧셈 곱셈' 활동을 합니다.
계산한 뒤, 계산기로 정답을 확인합니다.

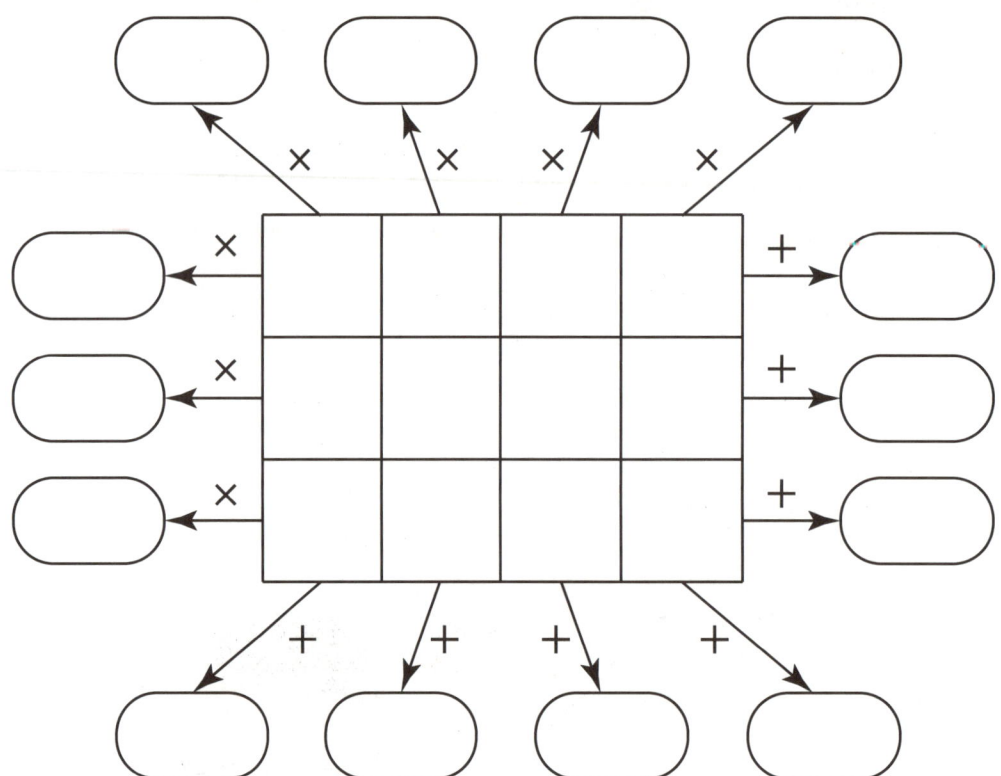

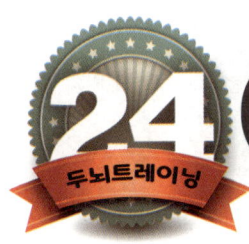

다른 모양 찾기

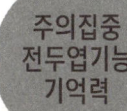
주의집중
전두엽기능
기억력

각각의 그림에서 다른 모양을 하나씩 찾아서 동그라미를 그립니다.

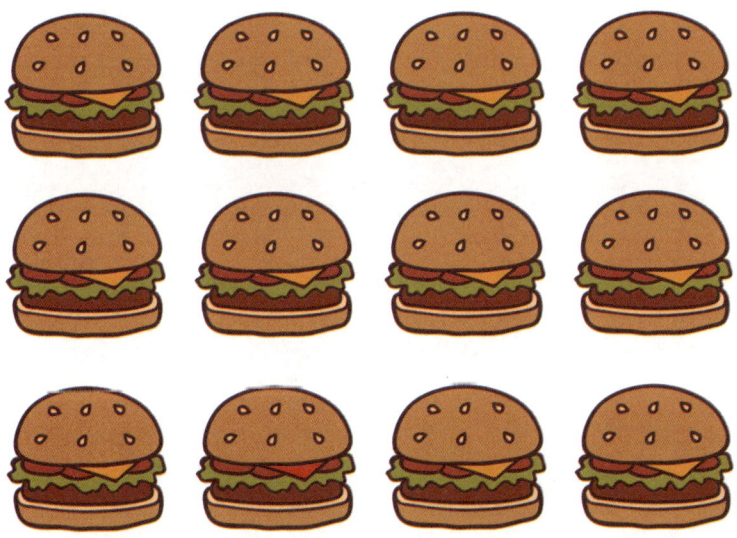

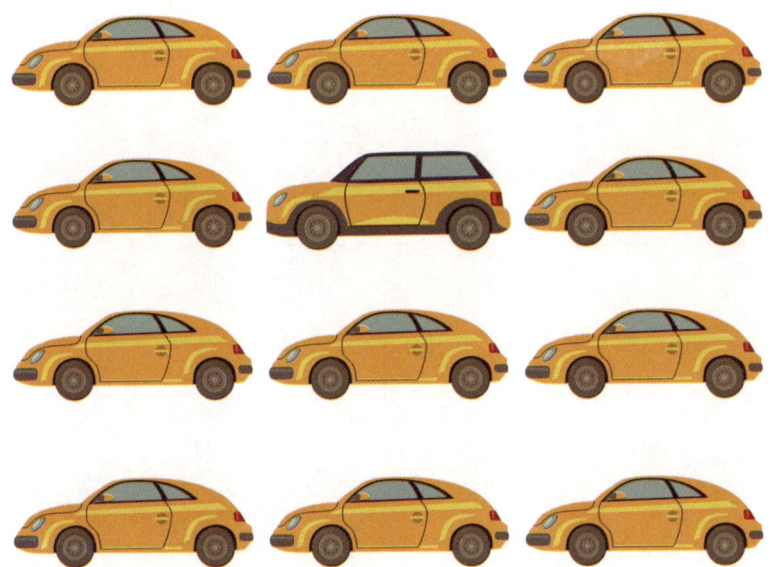

예시답안 참조

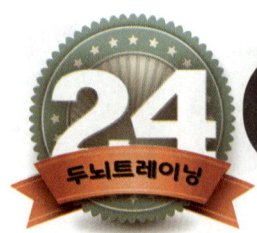

마음을 위한 보약

주의집중
언어이해
소근육운동

문장을 천천히 읽고 글자를 따라 써 봅니다.

효자가 어버이를 섬길 때 기거하심에는 공경을 다하고, 보양함에는 즐거움을 다하며, 병이 드시면 근심을 다하고, 초상엔 슬픔을 다하며, 제사 지낼 때에는 엄숙함을 다한다.

출처: 명심보감

위의 글을 그대로 다시 적어봅니다.

_____

_____

_____

_____

[예시답안]

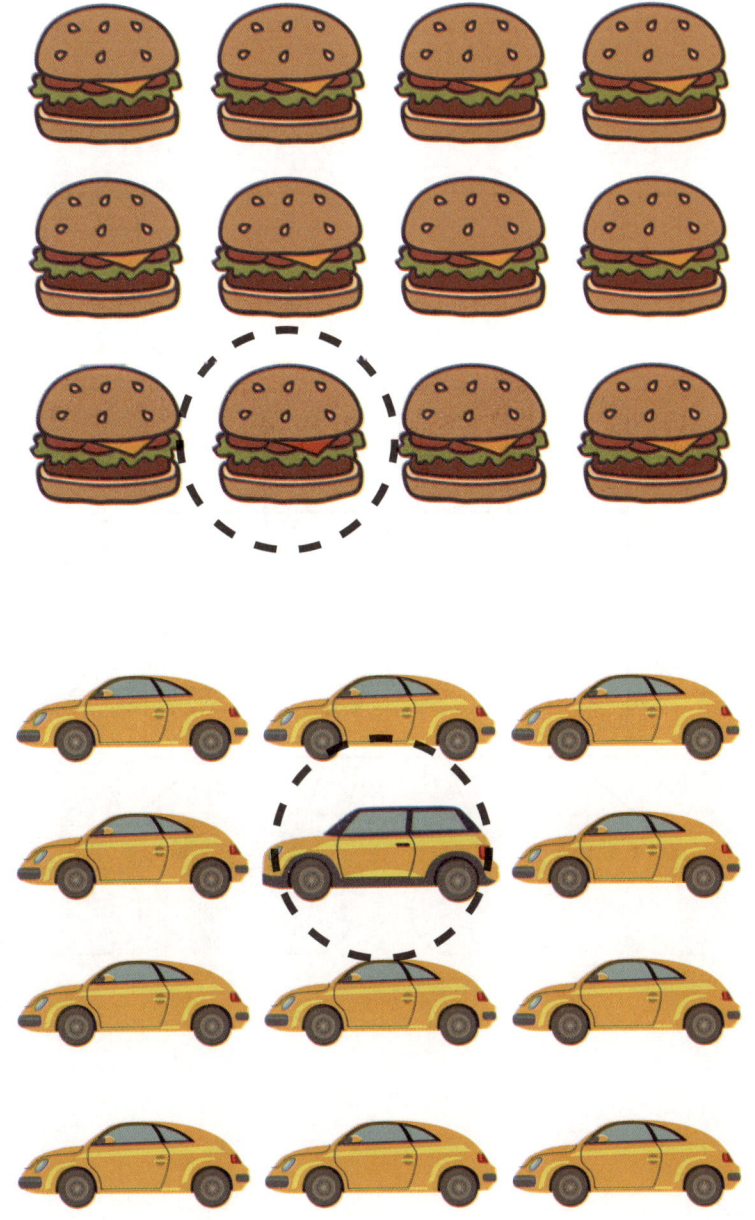

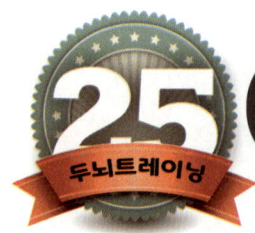

날짜 시간 덧셈 곱셈

지남력
연산능력
작업기억력

_____ 년 _____ 월 _____ 일

현재 날짜와 시각을 사용하여 '날짜 시간 덧셈 곱셈' 활동을 합니다.
계산한 뒤, 계산기로 정답을 확인합니다.

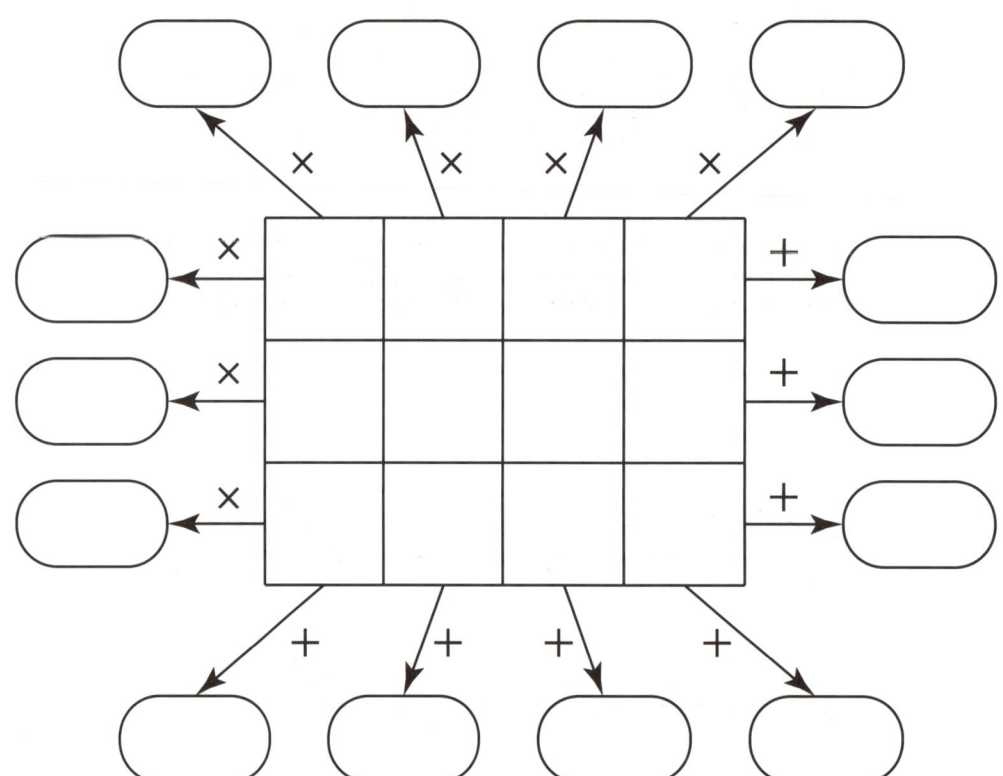

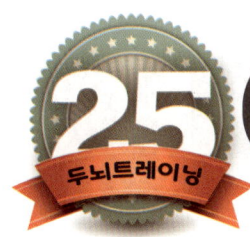

글 속의 도형 찾기

주의집중
언어이해
기억력

아래 글을 읽으면서 글자 '이'를 찾아 동그라미를 하고, 동그라미 3개씩 이어서 삼각형을 여러 개 만들어 봅니다.

나이를 먹을수록 책을 더 가까이 하자

미국 신경학회(American Academy of Neurology)의 학술지 신경학(Neurology)의 최신 호에 따르면, 미국의 러쉬(Rush) 대학 메디컬센터 로버트 윌슨 연구팀은 노인 1천 903명을 대상으로 평균 7년간 자료를 분석하였는데 독서, 편지 쓰기, 게임 등 인지 자극을 하는 일을 즐겨하는 노인들은 다른 노인과 비교할 때 알츠하이머 치매 진단 연령이 평균적으로 약 5년 늦다는 사실을 밝혔다.

연구 참가 노인들은 평균 연령 79.7세이고 매년 치매 진단검사와 신경병증 검사를 받았다. 이들은 암과 심장병 등 7개 만성질환 중에서 한 가지를 갖고 있었고 소득수준은 3만 5천~5만 달러 수준이었다. 매일 독서 시간, 연간 도서관 방문 횟수, 잡지 읽기, 책 읽기, 편지 쓰기 등과 퍼즐, 카드·보드 게임 하는 등 이러한 인지 자극 행동 7가지를 하는 정도를 1점에서 5점 사이로 점수를 기록하도록 하였다. 조사하는 동안 457명이 치매 진단을 받았다. 치매 진단 평균 연령은 인지 자극 행동 점수가 4.0점으로 높은 점수에 속하는 그룹은 93.6세로 나타나서 평균 점수가 2.1점으로 낮은 점수 그룹의 88.6세인 것에 비해 5년 늦은 것으로 나타났다.

기본적인 사회활동, 교육 수준, 고독, 치매 위험을 높이는 유전자 변이, 성별 등 다른 변수를 고려하였지만, 연관성에 영향을 주지 못했다. 연구 시작 단계에서 경도인지장애가 있었던 노인들을 제외해도 같은 결과를 보였다.

알츠하이머 치매 원인으로 생각되는 베타 아밀로이드와 타우는 인지 자극 행동 점수와는 관계가 없는 것으로 나타났다. 또한, 말년의 인지 자극 활동을 제외했을 때 교육 수준이나 말년 이전의 인지자극 활동은 치매 발생 연령과 관계없는 것으로 나타났다.

따라서 인지 자극 활동과 치매 발생 연령 사이의 연관성은 말년에 한 인지 자극 활동에 영향을 많이 받는 것으로 보인다. 나이가 들수록 읽기 활동에 더 많은 관심을 두고 독서 습관을 키우는 것이 뇌 건강을 지키는 데 도움이 될 것이다.

참고자료: '읽기를 좋아하는 노인, 치매 진단 연령 5년 늦다' 2021.7.15., 연합뉴스 인터넷판

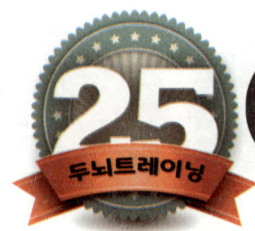

지난주 스케줄

기억력
지남력
언어표현

지난주에 만났던 사람 이름과 장소 그리고 함께 한 일을 적어봅니다.

만난 사람 이름 :

만난 장소 :

만나서 함께 한 일 :

NOTE

Week 6

26. 날짜 시간 덧셈 곱셈·숨은 글자 찾기·마음을 위한 보약
27. 날싸 시산 넛셈 곱셈·수사위 덧셈 곱셈·지난주 스케줄
28. 날짜 시간 덧셈 곱셈·그림자 찾기·마음을 위한 보약
29. 날짜 시간 덧셈 곱셈·좌우 그림 세기·지난주 스케줄
30. 날짜 시간 덧셈 곱셈·만다라 색칠하기·마음을 위한 보약

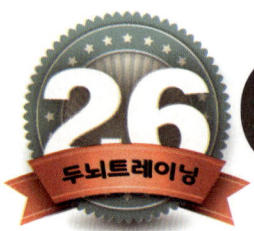

26 날짜 시간 덧셈 곱셈

지남력
연산능력
작업기억력

_____ 년   월   일

현재 날짜와 시각을 사용하여 '날짜 시간 덧셈 곱셈' 활동을 합니다.
계산한 뒤, 계산기로 정답을 확인합니다.

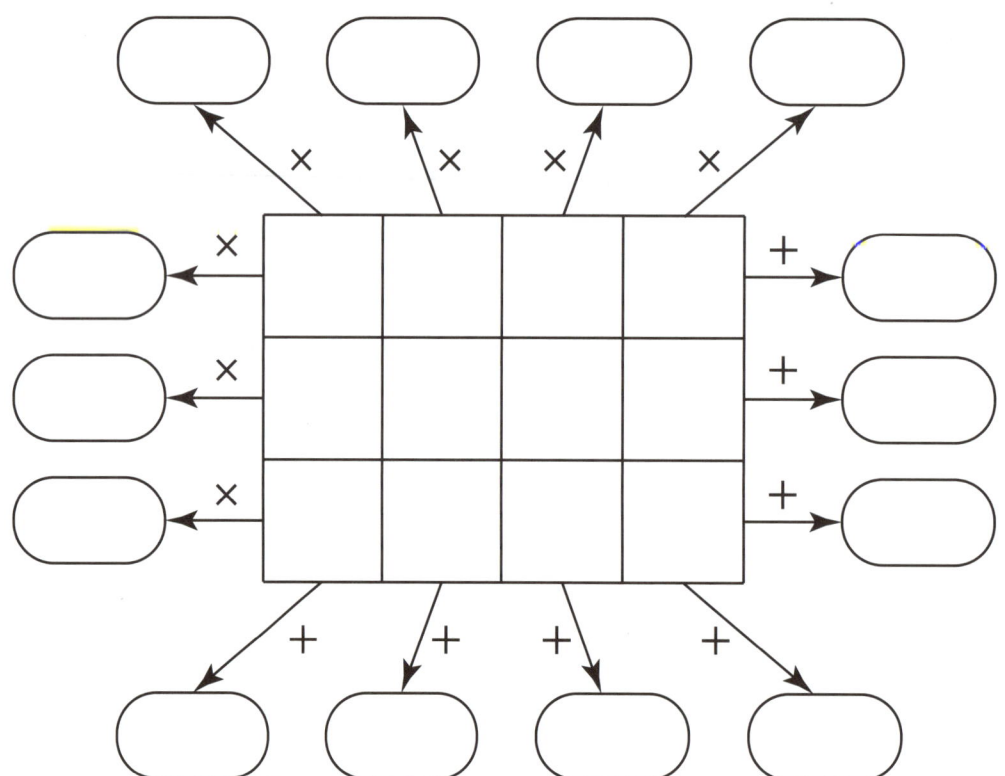

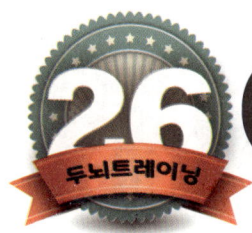

숨은 글자 찾기

주의집중
단어구성
문제해결

단어 퍼즐판에서 가로, 세로로 다음 단어들을 찾아봅니다.

| 와신상담 | 사자성어 | 다홍치마 | 교통수단 | 와이셔츠 |
| 만시지탄 | 자수성가 | 속수무책 | 연목구어 | 운전면허 |

와	신	상	담	서	다	홍	치	마
이	가	다	당	아	침	사	살	둥
셔	서	다	의	성	가	다	가	실
츠	하	만	시	지	탄	난	양	둥
교	통	수	단	타	사	자	성	어
리	선	사	다	다	속	수	무	책
연	목	구	어	지	하	성	학	창
보	사	속	위	기	탈	가	여	보
속	운	전	면	허	만	다	행	화

예시답안 참조

121

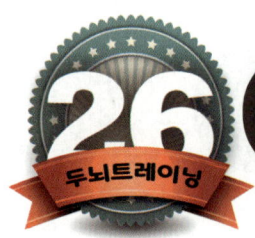

마음을 위한 보약

주의집중
언어이해
소근육운동

문장을 천천히 읽고 글자를 따라 써 봅니다.

기뻐하고 노여워하는 것은 모두 마음속에 있고, 말은 입속에서 밖으로 나가는 것이니 되도록 삼가야 한다.

출처: 명심보감

위의 글을 그대로 다시 적어봅니다.

_____

_____

_____

_____

[예시답안]

와	신	상	담	서	다	홍	치	마
이	가	다	당	아	침	사	살	등
셔	서	다	의	성	가	다	가	실
츠	하	만	시	치	탄	난	양	등
교	통	수	단	타	사	자	성	이
리	선	사	다	다	속	수	무	책
연	목	구	어	지	하	성	학	창
보	사	속	위	기	탈	가	여	보
속	운	전	면	허	만	다	행	화

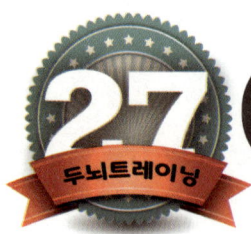

27 날짜 시간 덧셈 곱셈

지남력
연산능력
작업기억력

_____ 년   월   일

현재 날짜와 시각을 사용하여 '날짜 시간 덧셈 곱셈' 활동을 합니다.
계산한 뒤, 계산기로 정답을 확인합니다.

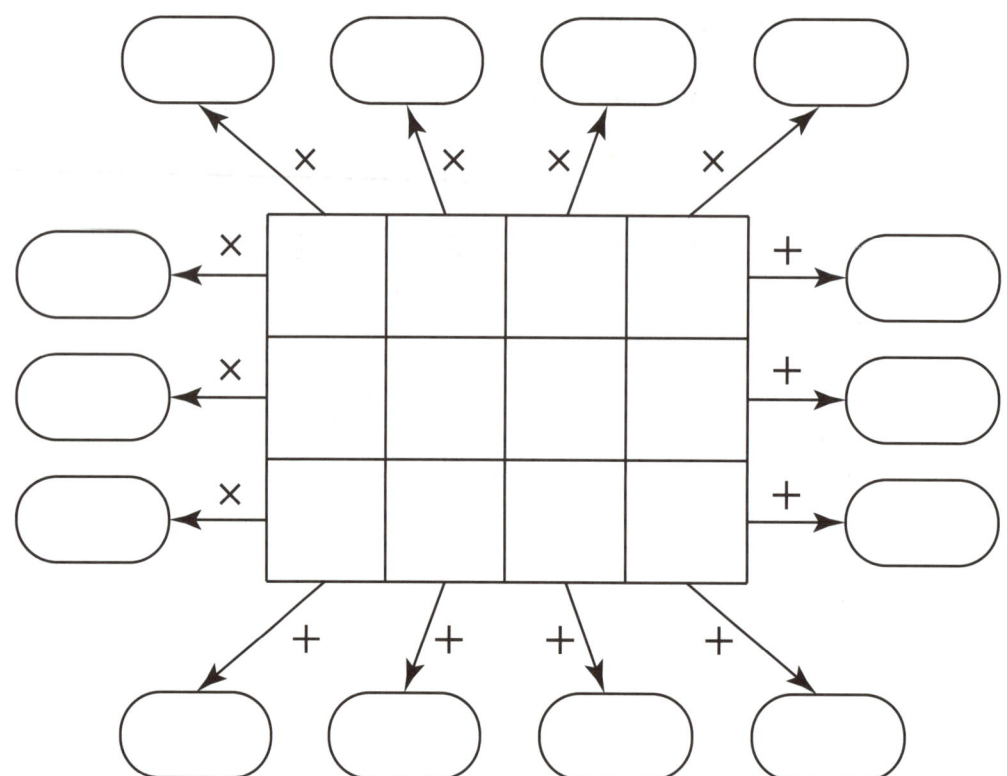

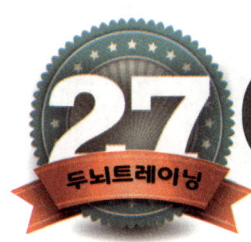

주사위 덧셈 곱셈

주의집중
연산능력
문제해결

주사위를 굴려 다음과 같은 계산식이 나왔습니다. 주사위 숫자를 읽고 연산하여 결과값을 빈 주사위 안에 적습니다.

4 + 6 × 3 − 3 = ☐

5 × 5 + 3 × 2 = ☐

3 × 3 + 5 − 4 = ☐

예시답안 참조

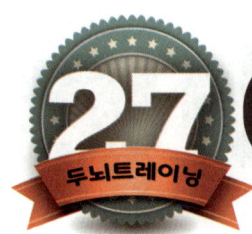

지난주 스케줄

지난주에 만났던 사람 이름과 장소 그리고 함께 한 일을 적어봅니다.

만난 사람 이름 :

만난 장소 :

만나서 함께 한 일 :

[예시답안]

4 + 6 × 3 − 3 = 19

5 × 5 + 3 × 2 = 31

3 × 3 + 5 − 4 = 10

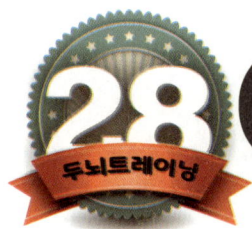

날짜 시간 덧셈 곱셈

지남력
연산능력
작업기억력

_____ 년   월   일

현재 날짜와 시각을 사용하여 '날짜 시간 덧셈 곱셈' 활동을 합니다.
계산한 뒤, 계산기로 정답을 확인합니다.

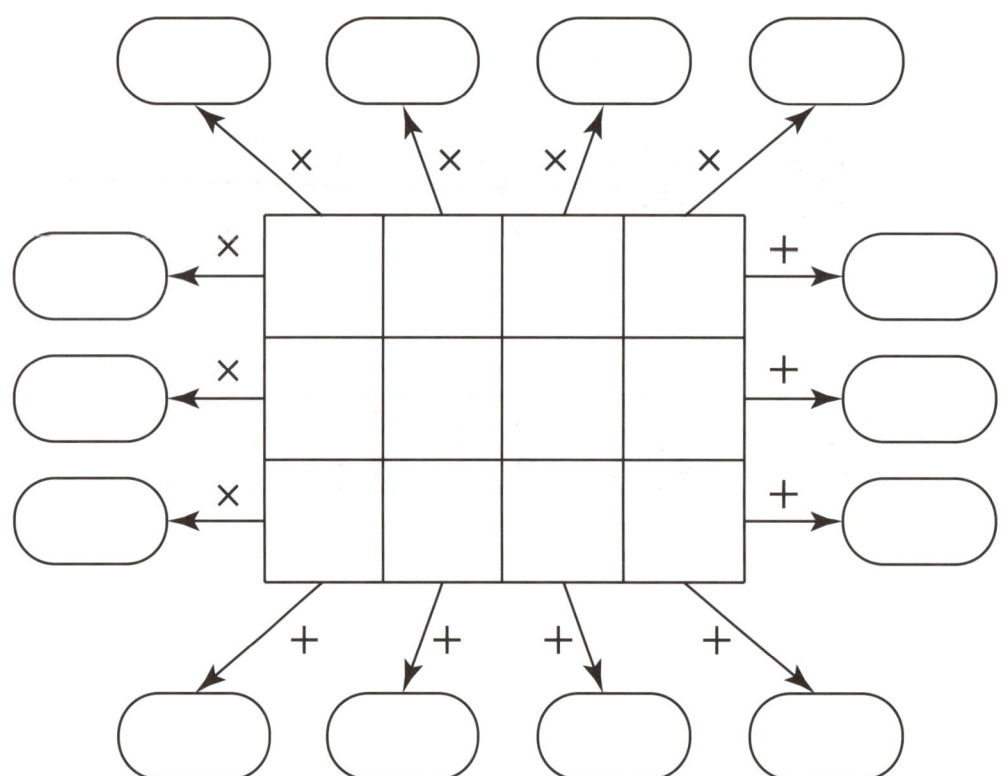

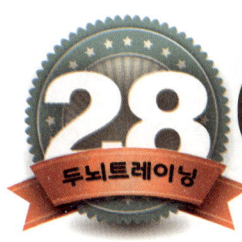

그림자 찾기

주의집중
연상기능
작업기억

4마리 동물들의 그림자를 찾아 연결시킵니다.

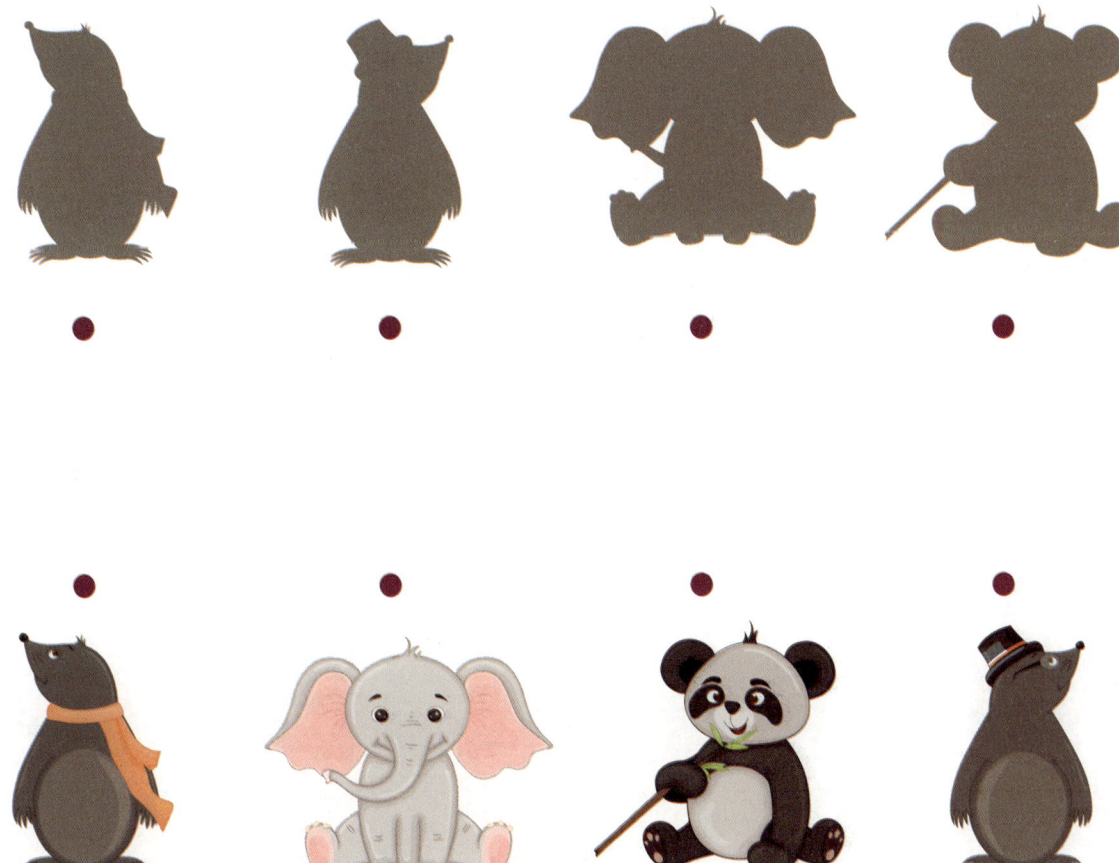

예시답안 참조

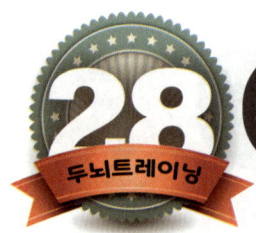

마음을 위한 보약

주의집중
언어이해
소근육운동

문장을 천천히 읽고 글자를 따라 써 봅니다.

강물이 마르면 비로소 그 바닥을 볼 수 있게 된다.
하지만 죽고 나서도 끝내 알 수 없는 것이 한 길
사람 속이다.

출처: 명심보감

위의 글을 그대로 다시 적어봅니다.

_____

_____

_____

_____

[예시답안]

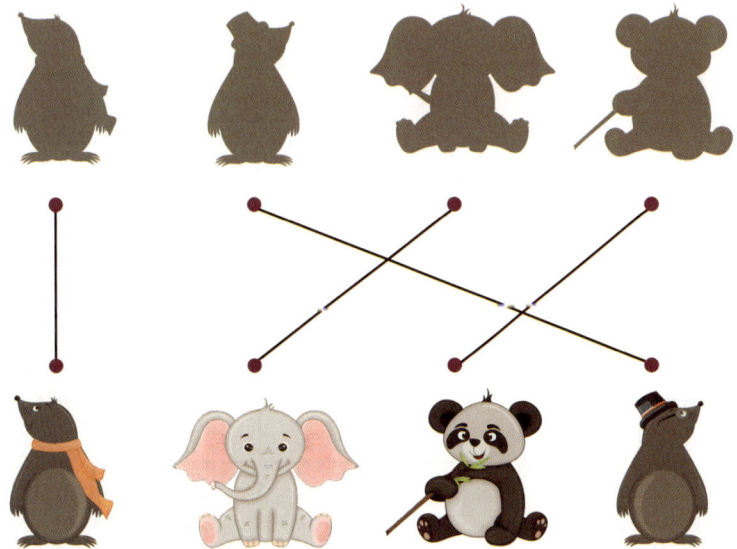

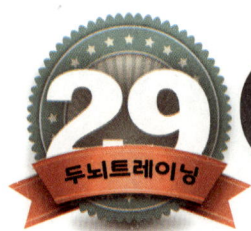

29 날짜 시간 덧셈 곱셈

지남력
연산능력
작업기억력

_____ 년   월   일

현재 날짜와 시각을 사용하여 '날짜 시간 덧셈 곱셈' 활동을 합니다.
계산한 뒤, 계산기로 정답을 확인합니다.

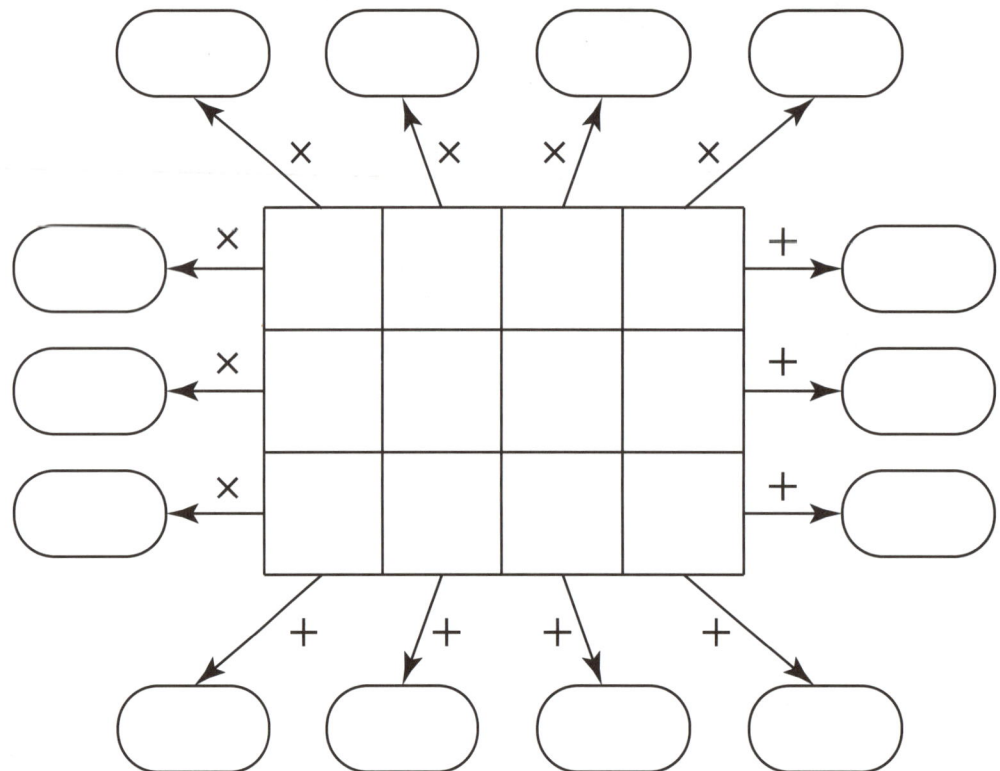

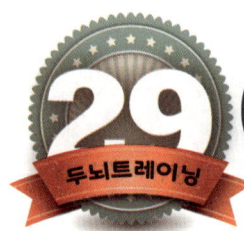

좌우 그림 세기

왼쪽을 바라보는 코알라 개수를 세어 왼쪽 빈칸에 적고, 오른쪽을 바라보는 코알라 개수를 세어 오른쪽 빈칸에 적습니다.

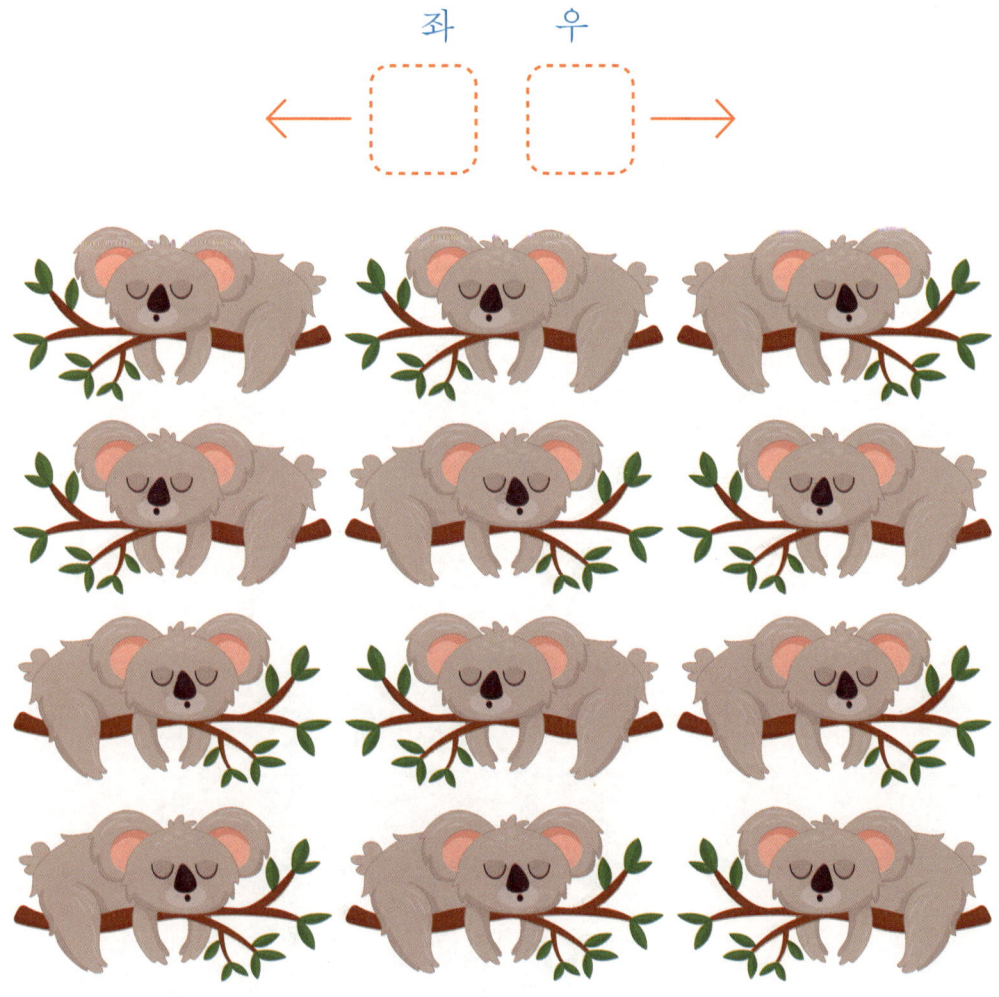

예시답안 참조

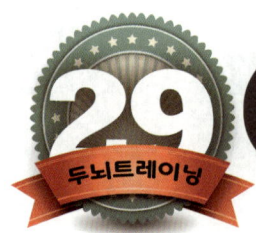

지난 주 스케줄

지난주에 만났던 사람 이름과 장소 그리고 함께 한 일을 적어봅니다.

만난 사람 이름 :

만난 장소 :

만나서 함께한 일 :

[예시답안]

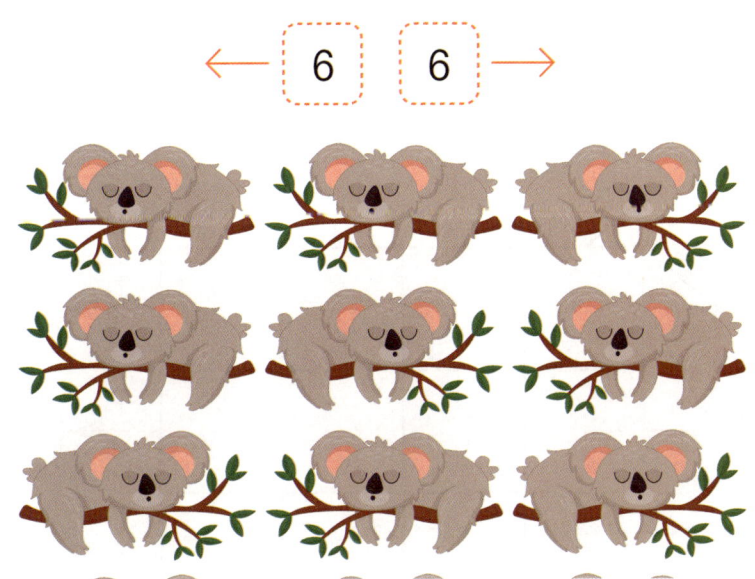

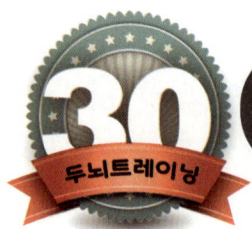

날짜 시간 덧셈 곱셈

지남력
연산능력
작업기억력

_____ 년   월   일

현재 날짜와 시각을 사용하여 '날짜 시간 덧셈 곱셈' 활동을 합니다.
계산한 뒤, 계산기로 정답을 확인합니다.

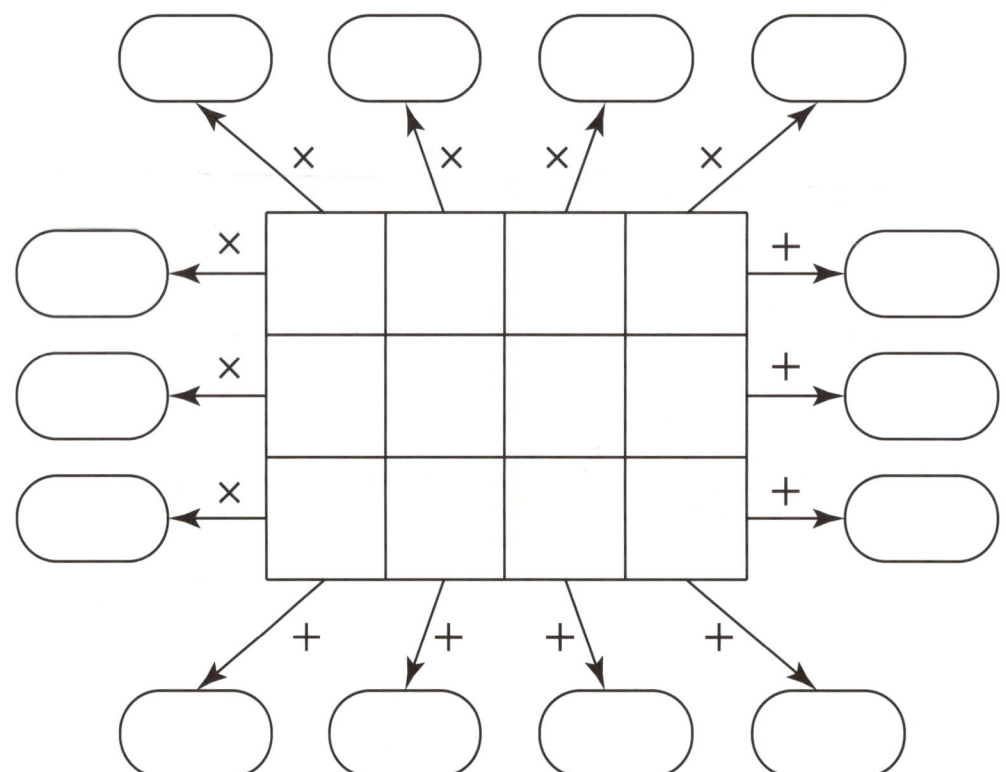

30 두뇌트레이닝

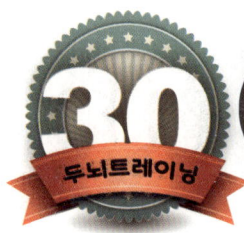

만다라 색칠하기

주의집중
소근육운동
언어표현

다음의 그림을 예쁘게 색칠하고 완성된 이미지를 보고 떠오르는 제목을 붙여봅니다.

제 목 :

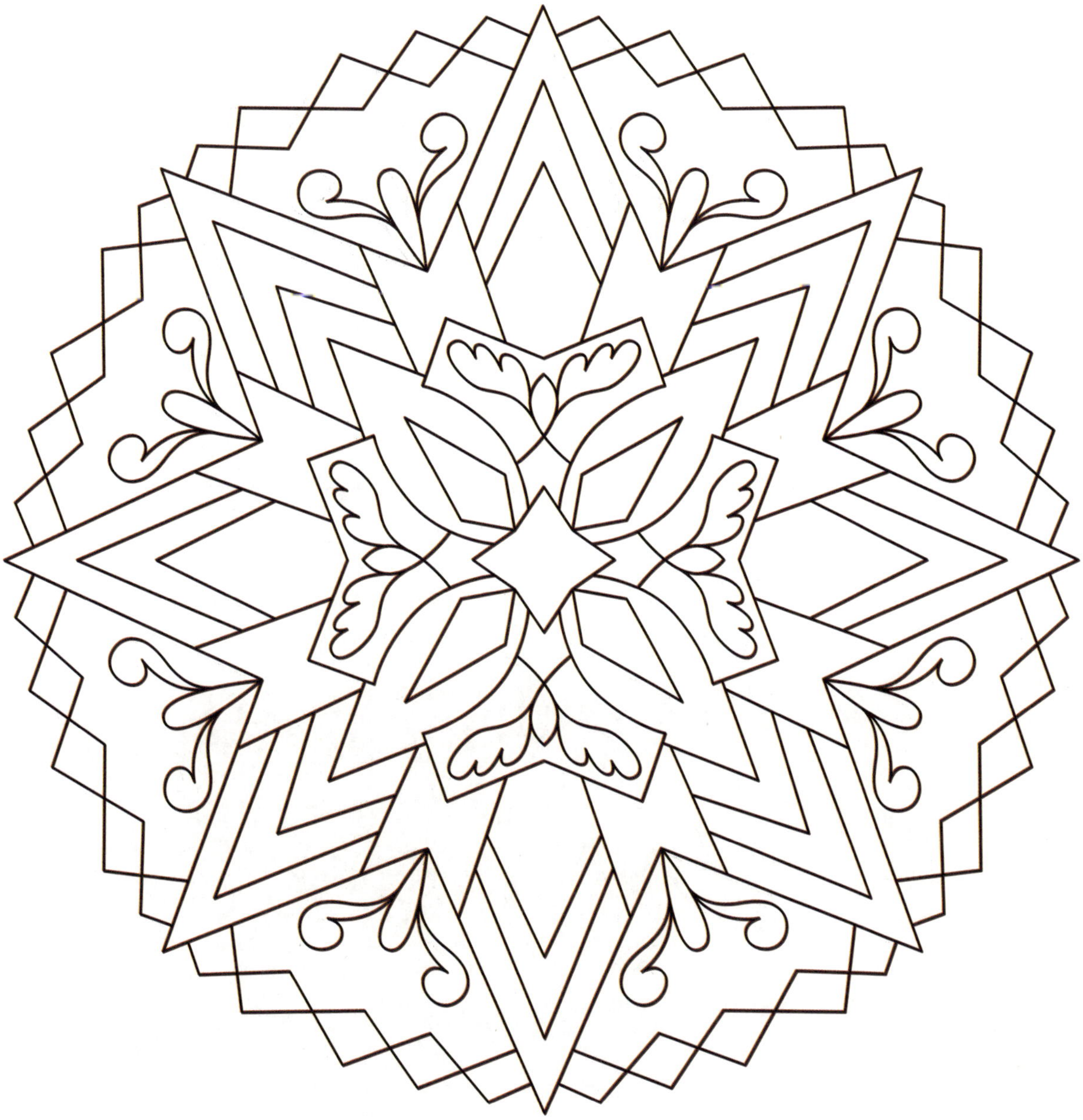

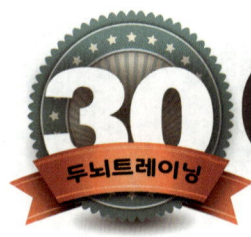 ## 마음을 위한 보약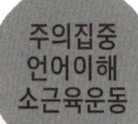

문장을 천천히 읽고 글자를 따라 써 봅니다.

슬퍼하고 기뻐하는 것을 심하게 하지 말며, 마땅히 음식을 골고루 먹을 것이며, 밤에 술에 취하지 않도록 하고 새벽에 성내는 것을 가장 경계하라.

출처: 명심보감

위의 글을 그대로 다시 적어봅니다.

___

___

___

___

NOTE

Week 7

31. 날짜 시간 덧셈 곱셈·주렁주렁 끝말잇기·지난주 스케줄
32. 날싸 시간 넛셈 곱셈·상바구니 계산하기·마음을 위한 보약
33. 날짜 시간 덧셈 곱셈·꼬불꼬불 미로 찾기·지난주 스케줄
34. 날짜 시간 덧셈 곱셈·수수께끼 연산·마음을 위한 보약
35. 날짜 시간 덧셈 곱셈·글 속의 도형 찾기·지난주 스케줄

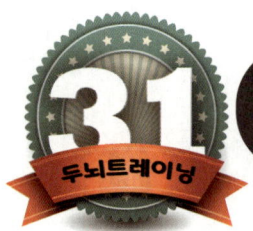

날짜 시간 덧셈 곱셈

지남력
연산능력
작업기억력

_____ 년　월　일

현재 날짜와 시각을 사용하여 '날짜 시간 덧셈 곱셈' 활동을 합니다.
계산한 뒤, 계산기로 정답을 확인합니다.

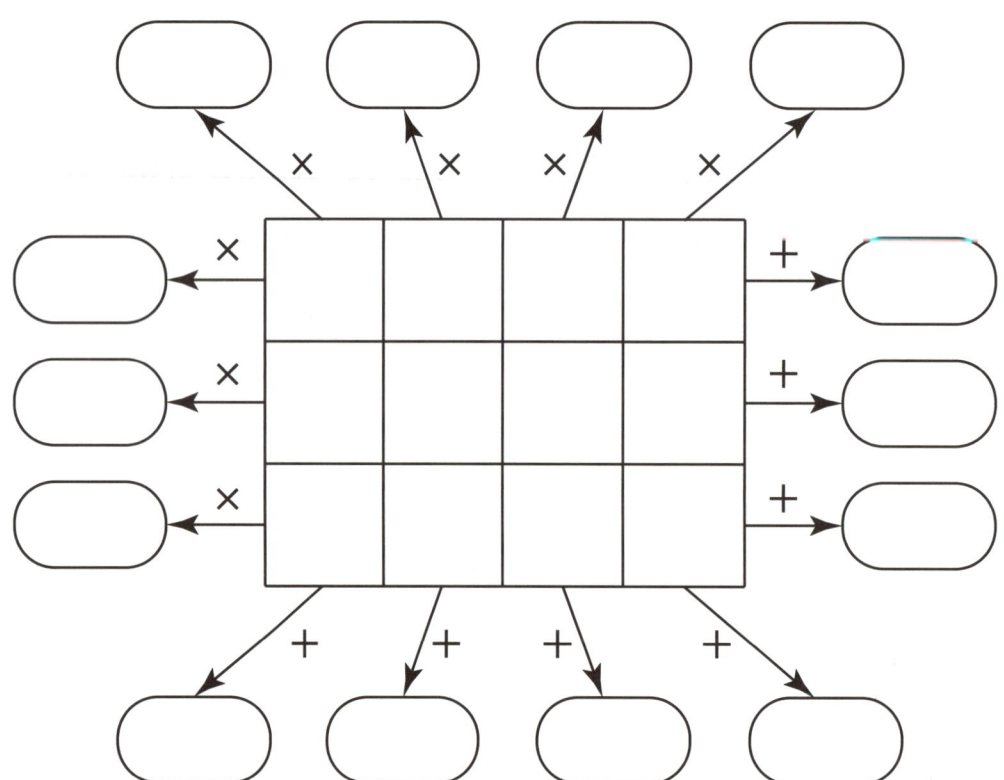

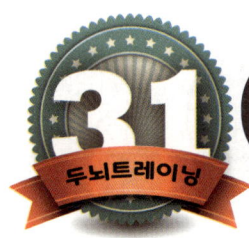

주렁주렁 끝말잇기

주의집중
언어표현
단어구성

처음 주어진 단어의 마지막 문자로 시작하는 단어를 사용하여 끝말잇기를 합니다.
다음의 <보기>처럼 할 수 있는 만큼 계속해 봅니다.

<보기>
잉어 → 어부 → 부자 → 자동차 → 차양 → 양장피 → 피망 → 망치 → …

책<u>상</u> → (　　　　) → (　　　　) → (　　　　)

의<u>자</u> → (　　　　) → (　　　　) → (　　　　)

소<u>파</u> → (　　　　) → (　　　　) → (　　　　)

침<u>대</u> → (　　　　) → (　　　　) → (　　　　)

예시답안 참조

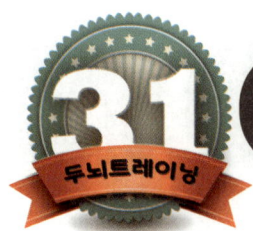
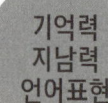

지난주 스케줄

지난주에 만났던 사람 이름과 장소 그리고 함께 한 일을 적어봅니다.

만난 사람 이름 :

만난 장소 :

만나서 함께 한 일 :

[**예시답안**]

각자 생각에 따라 다른 답안이 나올 수 있습니다.

책<u>상</u> → (상 처) → (처 마) → (마 술)

의<u>자</u> → (자 두) → (두 부) → (부 자)

소<u>파</u> → (파 장) → (장 미) → (미 술)

침<u>대</u> → (대 화) → (화 장) → (장 소)

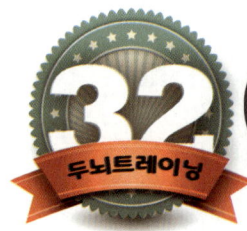

날짜 시간 덧셈 곱셈

년   월   일

현재 날짜와 시각을 사용하여 '날짜 시간 덧셈 곱셈' 활동을 합니다.
계산한 뒤, 계산기로 정답을 확인합니다.

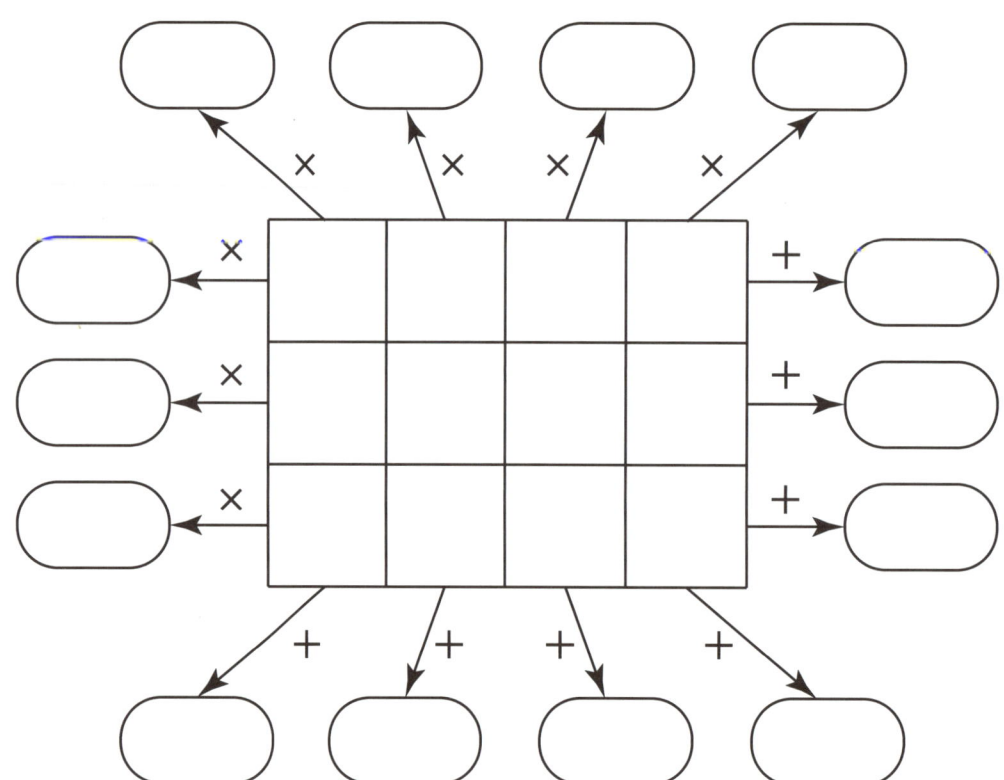

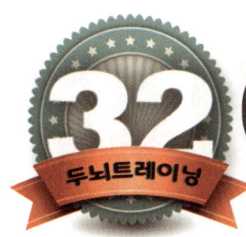

32 장바구니 계산하기

주의집중
연산능력
문제해결

맛있는 요리를 해서 먹으려고 합니다. 레시피대로 필요한 식재료 구입을 위한 쇼핑 목록을 작성하였습니다. 장을 보면 얼마가 나올까요? 가격표를 보고 계산해 봅니다.

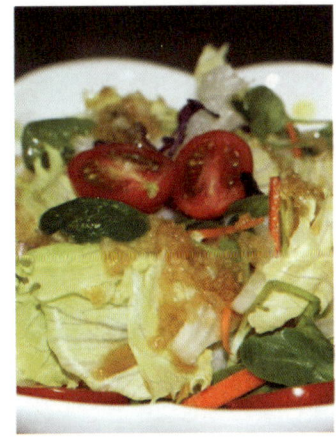

재료: 양상추 1/2개, 어린잎채소 한줌, 당근 1/4개,
　　　방울토마토 5개, 각자 좋아하는 샐러드 소스

① 양배추는 씻어 손으로 먹기 좋게 뜯어줍니다.
② 어린잎 채소는 흐르는 물로 씻어 물기를 빼어 준비합니다.
③ 방울토마토는 반으로 자릅니다.
④ 손질한 채소를 그릇에 담고 소스를 뿌려 먹습니다.

[마트 물건 가격]
양상추 1통 1500원 / 어린잎 채소 1팩 1500원 / 당근 1개 1000원 / 방울토마토 1팩 2000원

요리를 위해 필요한 쇼핑 목록 :

총 장바구니 비용:

예시답안 참조

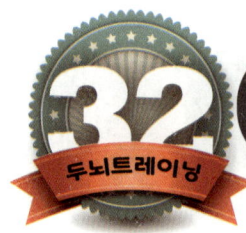

마음을 위한 보약

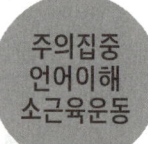

문장을 천천히 읽고 글자를 따라 써 봅니다.

나의 좋은 점을 말하여 주는 사람은 곧 나를 해치는 사람이요, 나의 나쁜 점을 말하여 주는 사람은 곧 나의 스승이다.

출처: 명심보감

위의 글을 그대로 다시 적어봅니다.

[예시답안]

쇼핑 목록: 양상추 1통, 어린잎 채소 1팩, 당근 1개, 방울토마토 1팩

총 장바구니 비용 : 6,000원

알뜰상식

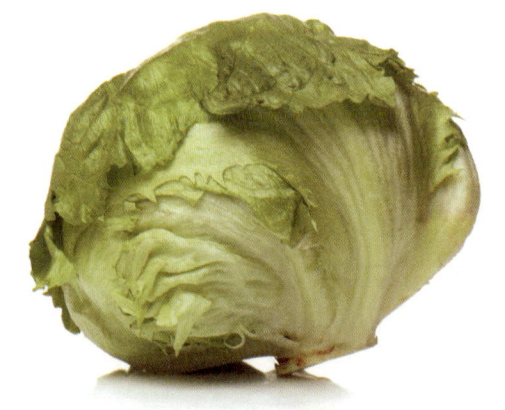

양상추에 함유되어 있는 비타민D는 칼슘의 체내 흡수를 돕고 뼈를 튼튼하게 합니다. 그리고 양상추에 함유되어 있는 비타민K 성분도 칼슘이 외부로 배출되는 것을 억제하여 뼈건강에 도움이 됩니다. 또한, 풍부한 식이섬유는 변비를 예방하거나 개선하고, 장내의 독소와 노폐물 배출에도 도움을 주어 각종 장과 관련된 질환들을 예방하는데도 도움이 된다고 합니다.

그리고 철분은 빈혈을 예방하는데 효과적이라고 합니다. 그렇기에 양상추를 꾸준하게 드실 경우에도 빈혈을 예방하실 수 있다고 합니다. 양상추가 함유하고 있는 락투세린과 락투신 성분들은 쓴 맛을 느끼게도 해주지만, 오히려 이 두가지 성분들은 불면증을 개선하는데 도움이 됩니다. 그러나 과다하게 섭취할 경우 최면 효과로 인해 졸음을 유발할 수 있으니 아침이나 낮시간에는 적당량을 드시는 것이 좋다고 합니다

참조자료 : 네이버 블로그

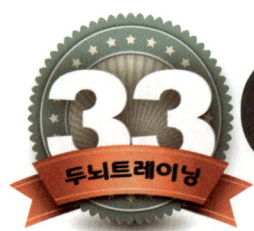

날짜 시간 덧셈 곱셈

년 월 일

현재 날짜와 시각을 사용하여 '날짜 시간 덧셈 곱셈' 활동을 합니다.
계산한 뒤, 계산기로 정답을 확인합니다.

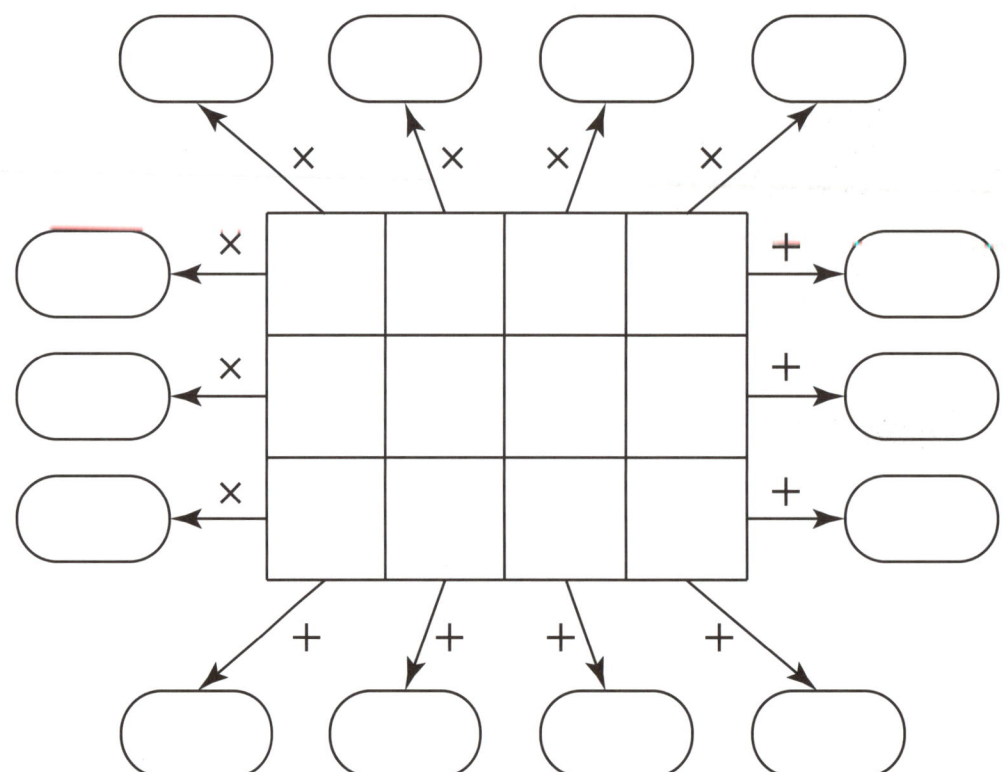

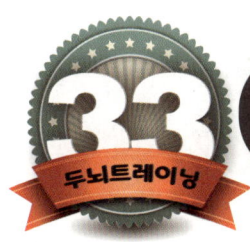

꼬불꼬불 미로 찾기

주의집중
기억력
문제해결

위쪽 안경에서 시작하여 안쪽 팝콘까지 길을 잘 찾아봅니다.

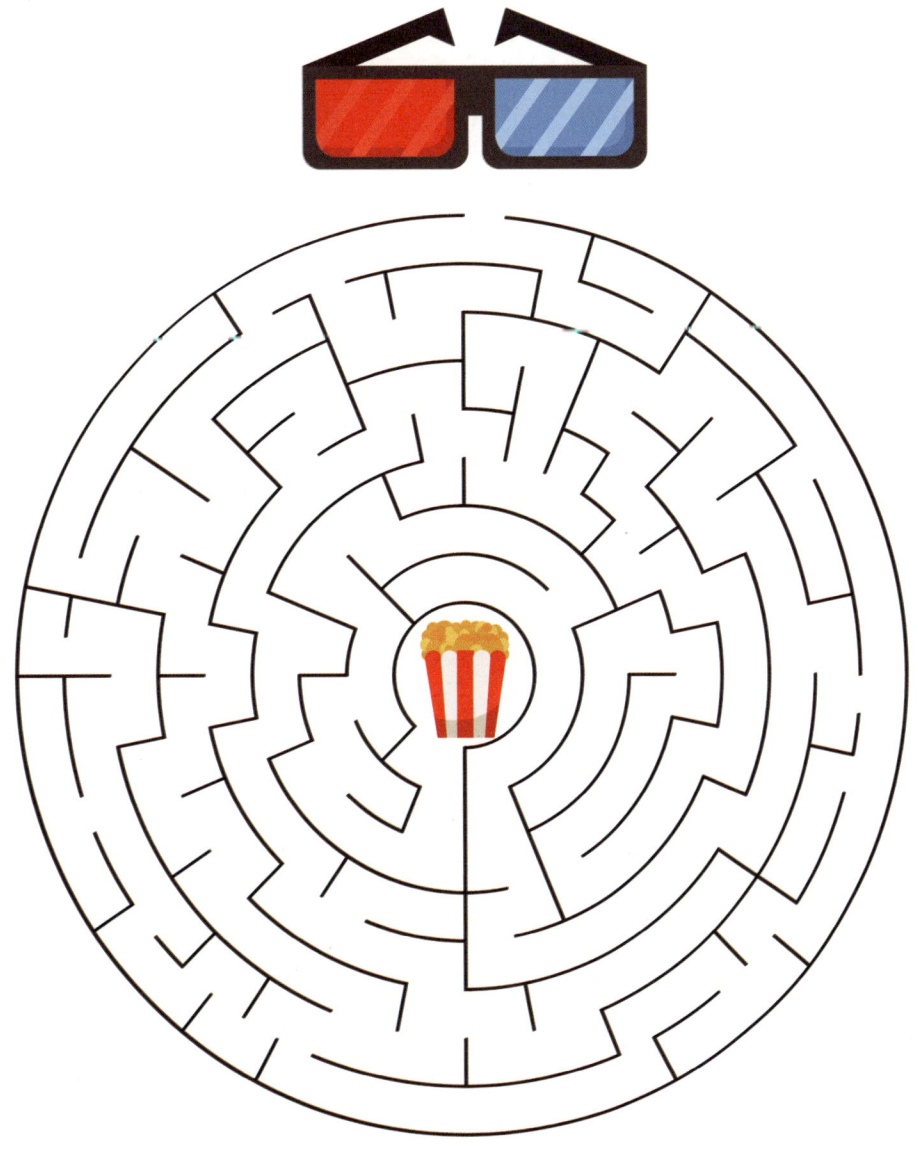

예시답안 참조

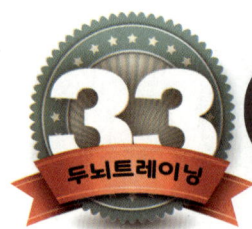

지난주 스케줄

지난주에 만났던 사람 이름과 장소 그리고 함께 한 일을 적어봅니다.

만난 사람 이름 :

만난 장소 :

만나서 함께 한 일 :

[예시답안]

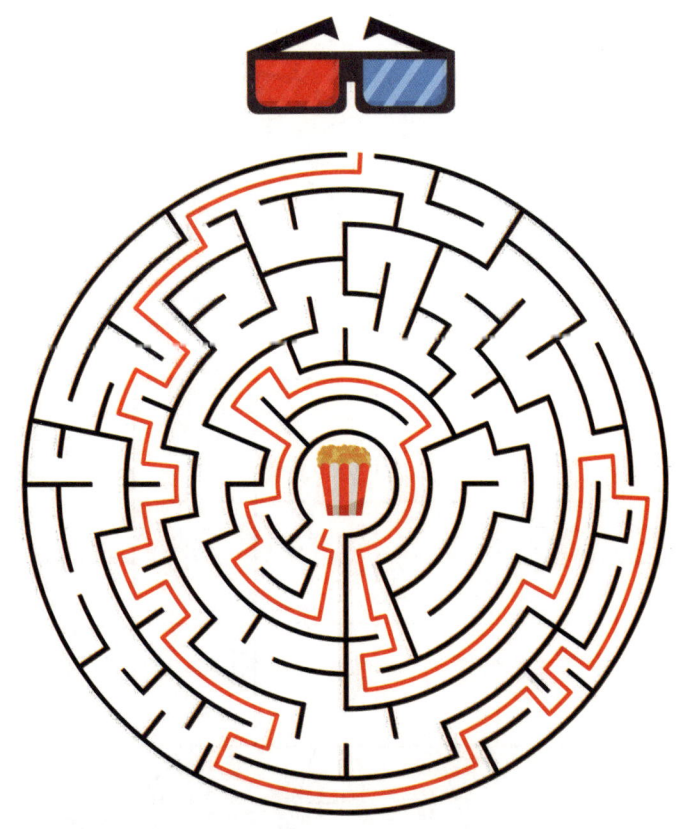

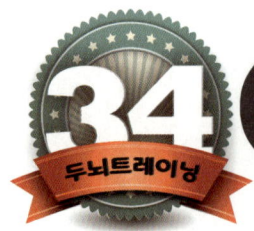

날짜 시간 덧셈 곱셈

지남력
연산능력
작업기억력

_____ 년   월   일

현재 날짜와 시각을 사용하여 '날짜 시간 덧셈 곱셈' 활동을 합니다.
계산한 뒤, 계산기로 정답을 확인합니다.

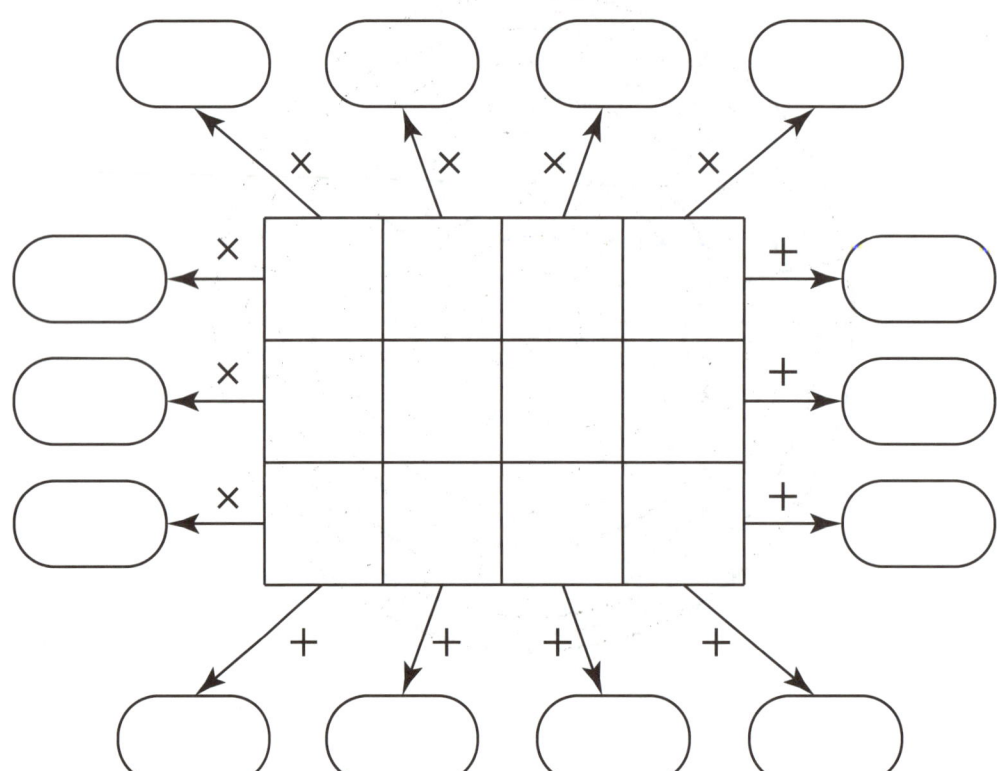

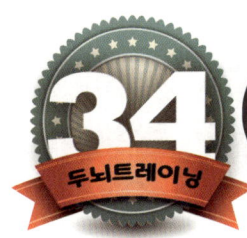

수수께끼 연산

왼쪽 물건의 개수가 몇 개일까요? 오른쪽 숫자에 연결합니다.

마늘 1접 •   • 100개

달걀 1꾸러미 •   • 10개

연필 1타스 •   • 20개

윷가락 1세트 •   • 12개

굴비 1두름 •   • 2개

신발 1족 •   • 4개

물건의 개수로 바꾸어서 다음의 식들을 계산합니다.

마늘 1접 x 신발 2족 =

달걀 2꾸러미 - 연필 1타스 =

굴비 2두름 x 윷가락 1세트 =

연필 4타스 + 신발 4족 =

예시답안 참조

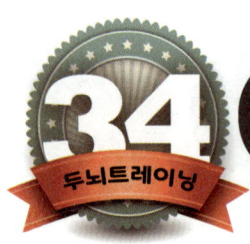

34 마음을 위한 보약

주의집중
언어이해
소근육운동

문장을 천천히 읽고 글자를 따라 써 봅니다.

착한 사람 보기를 즐거워하며, 착한 일을 듣기를 즐거워하며, 착한 말 하기를 즐거워하며, 착한 뜻 행하기를 즐거워하고, 남의 악한 것을 듣거든 가시를 등에 진 것같이 하고, 남의 착한 것을 듣거든 난초를 몸에 지닌 것같이 하라.

출처: 명심보감

위의 글을 그대로 다시 적어봅니다.

_____

_____

_____

[예시답안]

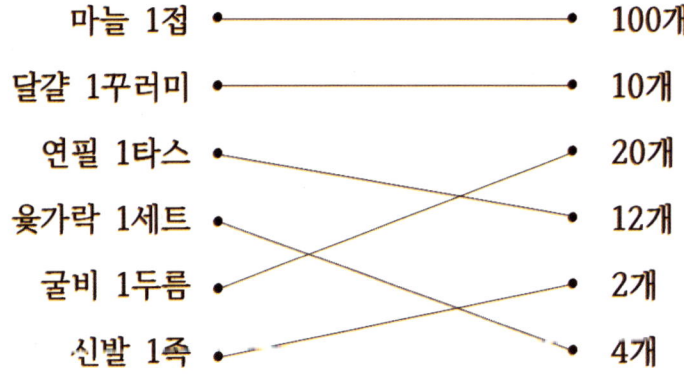

마늘 1접 x 신발 2족 = 400

달걀 2꾸러미 - 연필 1타스 = 8

굴비 2두름 x 윷가락 1세트 = 160

연필 4타스 + 신발 4족 = 56

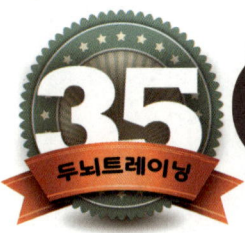

날짜 시간 덧셈 곱셈

지남력
연산능력
작업기억력

_____ 년 월 일

현재 날짜와 시각을 사용하여 '날짜 시간 덧셈 곱셈' 활동을 합니다.
계산한 뒤, 계산기로 정답을 확인합니다.

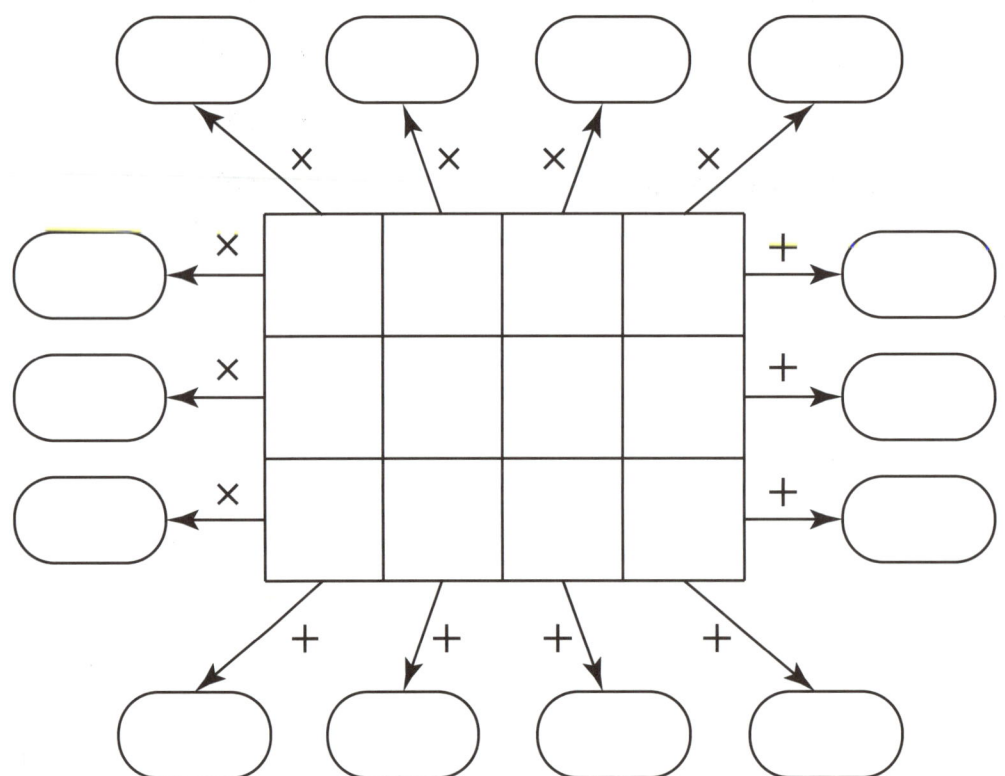

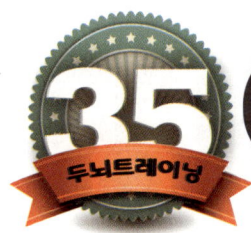

글 속의 도형 찾기

아래 글을 읽으면서 글자 '이'를 찾아 동그라미를 하고, 동그라미 4개씩 이어서 사각형을 여러 개 만들어 봅니다.

치매 환자와 어떻게 의사소통을 하면 좋을까?

치매는 나이가 들면서 뇌의 광범위한 부위가 서서히 손상되는 질환으로, 성격이나 행동의 변화도 가져오게 되는데, 증상에 대한 가족들의 이해 부족은 가족 갈등, 죄책감, 분노, 좌절감 등 감정적 스트레스를 가져와 가족 간 의사소통을 어렵게 한다. 치매 환자와 가족들의 적절한 의사소통은 간병스트레스를 줄이고, 가족관계의 질을 높일 수 있다.

치매 환자와 언어적 의사소통을 할 때 가장 중요한 것은 공감과 인내심이다. 따라서 치매 환자가 말을 정확하게 들을 수 있는지 우선 확인하고, 큰 목소리보다는 낮은 목소리로 대화하며, TV나 라디오 등 집중력을 방해하는 요소를 제거한 상태에서, 하나씩 간단하게, 또박또박, 천천히 말을 할 때 긴장을 줄일 수 있다.

언어로 대화가 어렵더라도 표정, 눈짓, 손짓, 몸동작 등 비언어적 행동을 통해 대화할 수 있다. 우선 말하는 사람이 편안한 상태에서, 미소, 손잡기, 등이나 어깨를 살짝 터치하는 등의 신체접촉으로 애정을 표현하는 것이 좋다. 눈을 맞추고, 대화에 집중하고 있는지 살피며, 몸동작을 활용하여 차분하고 예의 바른 태도로 의사를 전달할 때 치매 환자는 존중받음을 느끼며 정서가 안정되기 때문이다.

증상에 따른 의사소통 요령은, 단기 기억상실 치매 환자는 자신이 무언가를 잊어간다는 사실로 인해 불안과 스트레스를 느끼게 되므로 이야기의 단서를 제시해 주는 것이 좋다. 말하기 어려워하는 치매 환자는 한 가지씩 짧게 대답할 수 있도록 간결한 질문을 하면, 짧은 대답을 통해 자신감을 줄 수 있다. 화를 내거나 침울해 하는 치매 환자는 자신에 대한 실망이나 불안으로 인해 화를 내는 것이므로 잔존능력을 발휘할 수 있도록 힌트를 주며 격려를 한다. 거짓말하는 치매 환자는 사라진 기억을 메우고 자기행동을 얼버무리고자 하는 상상을 사실로 믿기 때문이므로, 이야기의 주제를 바꿔 신경을 다른 곳으로 돌리는 것이 좋다. 이 외에도 치매 환자의 행동에는 목적이 있다는 점을 이해할 때 의사소통이 더욱 가능해진다는 것을 잊지 말아야 한다.

참고자료: '백세까지 총명하게' 명지병원 백세총명치매관리지원센터 지음, 힐링앤북, p19~p23

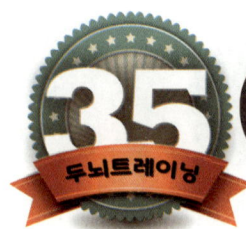

지난주 스케줄

지난주에 만났던 사람 이름과 장소 그리고 함께 한 일을 적어봅니다.

만난 사람 이름 :

만난 장소 :

만나서 함께 한 일 :

NOTE

Week 8

36. 날짜 시간 덧셈 곱셈·숨은 글자 찾기·마음을 위한 보약
37. 날짜 시간 덧셈 곱셈·숫자 따라 미로 찾기·지난주 스케줄
38. 날짜 시간 덧셈 곱셈·사자성어 초성게임·마음을 위한 보약
39. 날짜 시간 덧셈 곱셈·좌우 그림 세기·지난주 스케줄
40. 날짜 시간 덧셈 곱셈·만다라 색칠하기·마음을 위한 보약

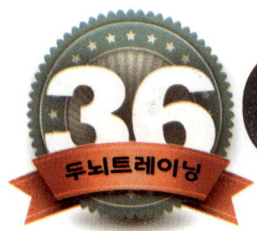

날짜 시간 덧셈 곱셈

지남력
연산능력
작업기억력

_____ 년   월   일

현재 날짜와 시각을 사용하여 '날짜 시간 덧셈 곱셈' 활동을 합니다.
계산한 뒤, 계산기로 정답을 확인합니다.

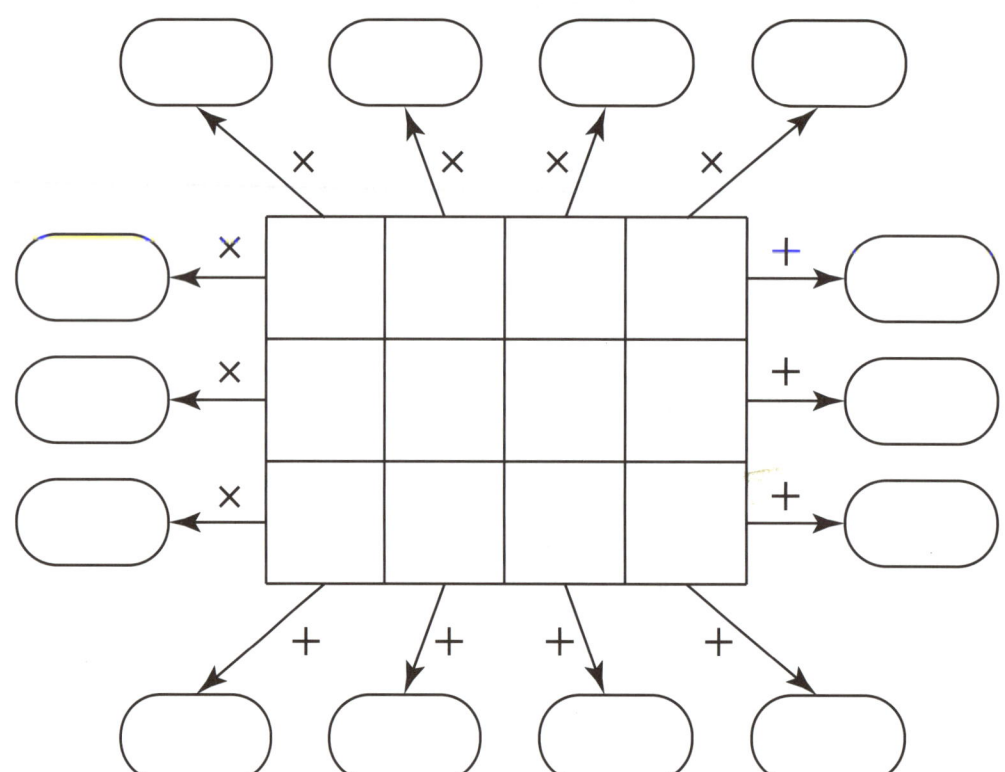

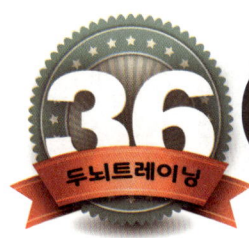

숨은 글자 찾기

주의집중
단어구성
문제해결

단어 퍼즐판에서 가로, 세로로 다음 단어들을 찾아봅니다.

| 대중교통 | 치과병원 | 자아존중 | 스트레스 | 긍정심리 | 밝은미소 |
| 건강밥상 | 마음챙김 | 마가복음 | 김치찌개 | 쓰레기통 | |

와	마	음	챙	김	다	홍	치	마
이	가	다	당	치	과	병	원	둥
셔	복	다	의	찌	건	강	밥	상
츠	음	만	시	개	탄	난	양	둥
대	중	교	통	타	사	자	성	어
긍	선	사	쓰	다	자	아	존	중
정	스	트	레	스	하	성	학	창
심	사	속	기	기	탈	가	여	보
리	운	전	통	허	밝	은	미	소

예시답안 참조

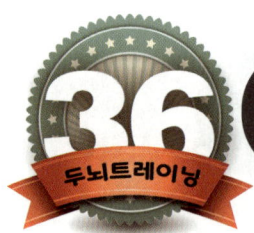

마음을 위한 보약

주의집중
언어이해
소근육운동

문장을 천천히 읽고 글자를 따라 써 봅니다.

하루 착한 일을 행했어도 복은 비록 이르지 아니하나 화는 스스로 멀어지며, 하루 악한 일을 행했어도 화는 비록 이르지 아니하나 복은 스스로 멀어진다.

출처: 명심보감

위의 글을 그대로 다시 적어봅니다.

___

___

___

___

[예시답안]

와	마	음	챙	김	다	홍	치	마
이	가	다	당	치	과	병	원	둥
셔	복	다	의	찌	건	강	밥	상
츠	음	만	시	개	탄	난	양	둥
대	중	교	통	타	사	자	성	어
긍	선	사	쓰	다	자	아	존	중
정	스	트	레	스	하	성	학	창
심	사	속	기	기	탈	가	여	보
리	운	전	통	허	밝	은	미	소

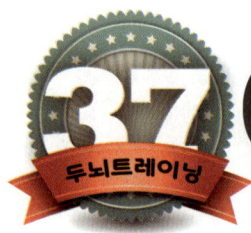

날짜 시간 덧셈 곱셈

_____ 년   월   일

현재 날짜와 시각을 사용하여 '날짜 시간 덧셈 곱셈' 활동을 합니다.
계산한 뒤, 계산기로 정답을 확인합니다.

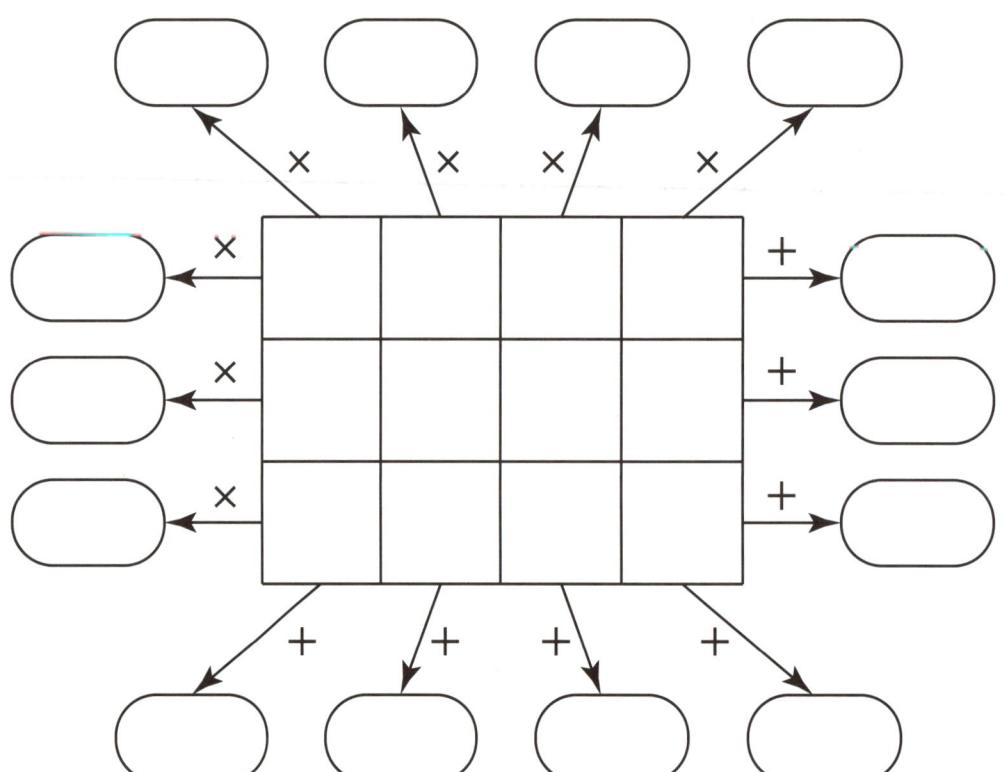

37 두뇌트레이닝

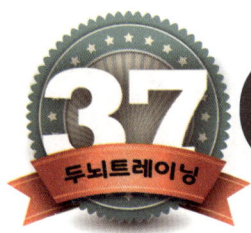

숫자 따라 미로 찾기

주의집중
기억력
문제해결

1에서 20까지 숫자를 순서대로 이어가며 길을 찾습니다. 다음 숫자를 찾아갈 때 미로의 출구를 향해 잘 나아갈 수 있도록 숫자를 선택합니다.

		1	2	6	5	2
		2	3	4	5	6
8	7	9	1	10	7	8
11	10	4	12	6	11	9
11	14	13	15	16	10	11
10	12	16	6	14	13	12
19	20	17	18	13		
19	13	11	19	20		

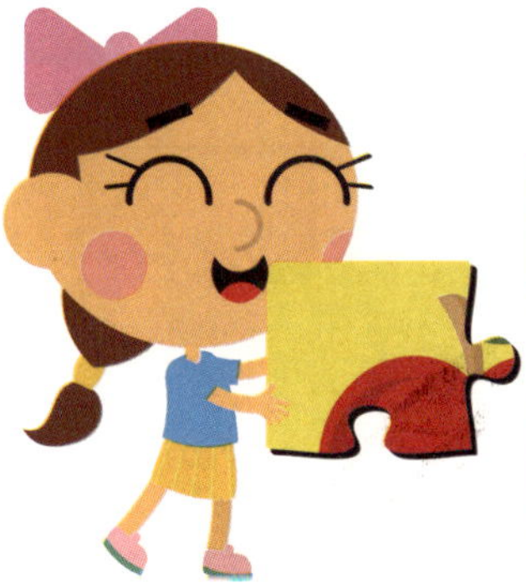

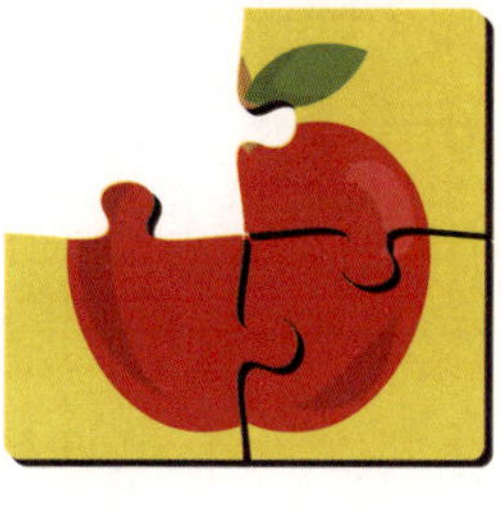

예시답안 참조

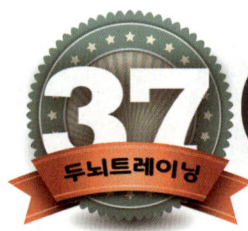

지난주 스케줄

기억력 지남력 언어표현

지난주에 만났던 사람 이름과 장소 그리고 함께 한 일을 적어봅니다.

만난 사람 이름 :

만난 장소 :

만나서 함께 한 일 :

[예시답안]

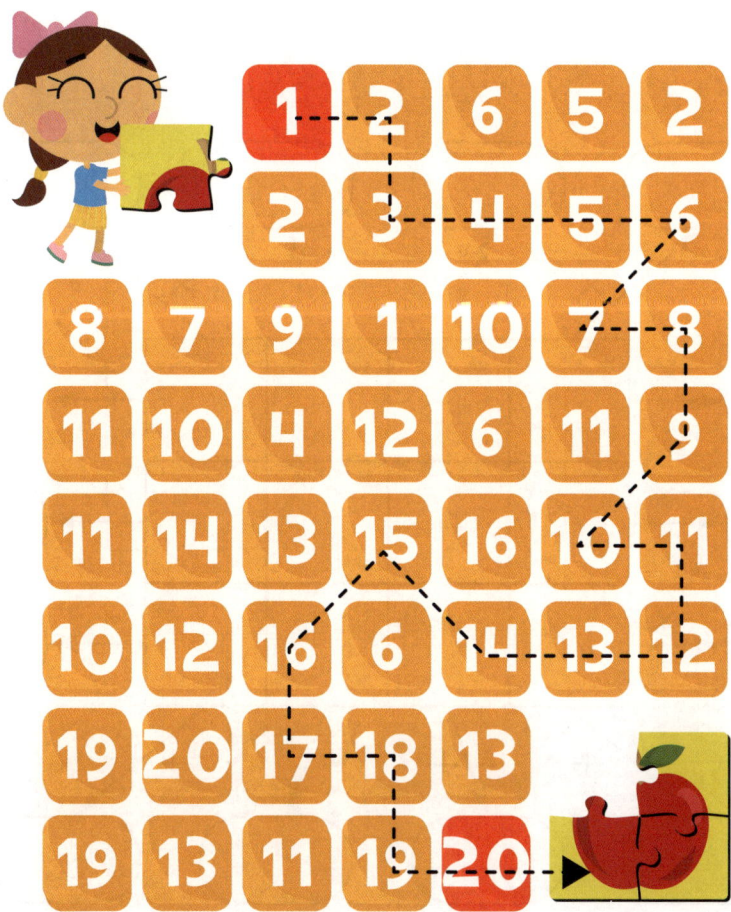

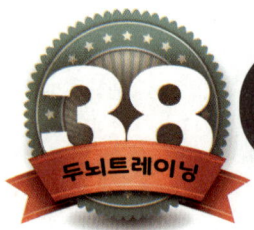

날짜 시간 덧셈 곱셈

지남력
연산능력
작업기억력

_____ 년 월 일

현재 날짜와 시각을 사용하여 '날짜 시간 덧셈 곱셈' 활동을 합니다.
계산한 뒤, 계산기로 정답을 확인합니다.

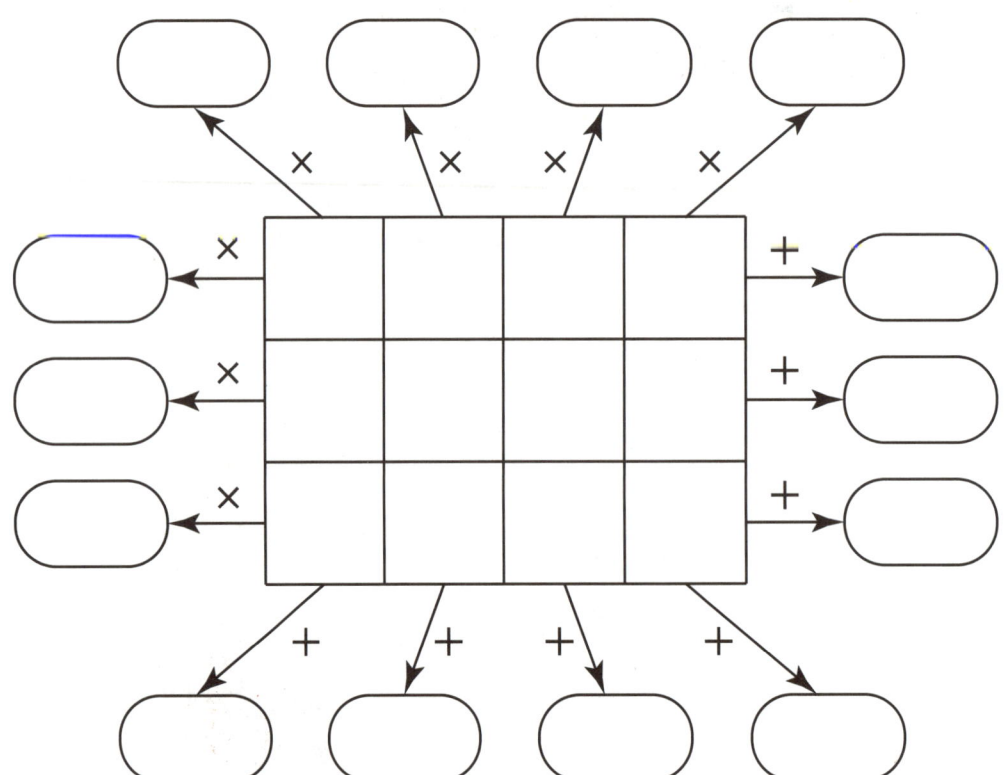

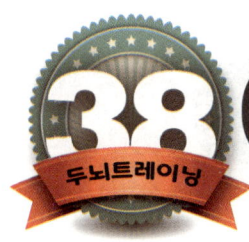

사자성어 초성게임

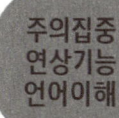

주어진 의미와 힌트로 주어진 초성을 맞는 사자성어를 보기에서 찾아 적어봅니다.

감탄고토(甘呑苦吐) 간담상조(肝膽相照) 사면초가(四面楚歌)
단금지계(斷金之契) 다사제제(多士濟濟) 박물군자(博物君子)

1. 무쇠라도 자를 수 있을 만큼 굳게 맺어진 관계를 말한다.
   ㄷㄱㅈㄱ

2. 온갖 사물을 널리 아는 사람을 말한다.
   ㅂㅁㄱㅈ

3. 진심을 터놓고 격의 없이 사귀는 절친한 사이를 말한다.
   ㄱㄷㅅㅈ

예시답안 참조

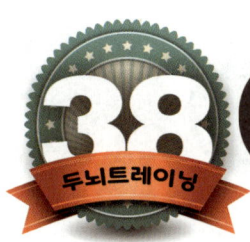

마음을 위한 보약

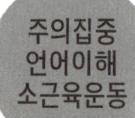

문장을 천천히 읽고 글자를 따라 써 봅니다.

나에게 착한 일을 베푸는 자에게도 또한 착하게 대하고, 나에게 악한 일을 하는 자에게도 또한 착하게 대하라. 내가 이미 남에게 악하게 하지 않았으면 남도 나에게 능히 악하게 할 수 없을 것이다.

출처: 명심보감

위의 글을 그대로 다시 적어봅니다.

___

___

___

___

[예시답안]

1. 무쇠라도 자를 수 있을 만큼 굳게 맺어진 관계를 말한다.
   ㄷㄱㅈㄱ

   # 단금지계(斷金之契)

2. 온갖 사물을 널리 아는 사람을 말한다.
   ㅂㅁㄱㅈ

   # 박물군자(博物君子)

3. 진심을 터놓고 격의 없이 사귀는 절친한 사이를 말한다.
   ㄱㄷㅅㅈ

   # 간담상조(肝膽相照)

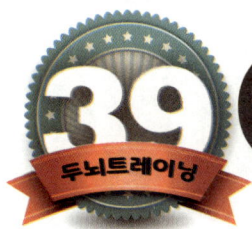

날짜 시간 덧셈 곱셈

지남력
연산능력
작업기억력

_____ 년   월   일

현재 날짜와 시각을 사용하여 '날짜 시간 덧셈 곱셈' 활동을 합니다.
계산한 뒤, 계산기로 정답을 확인합니다.

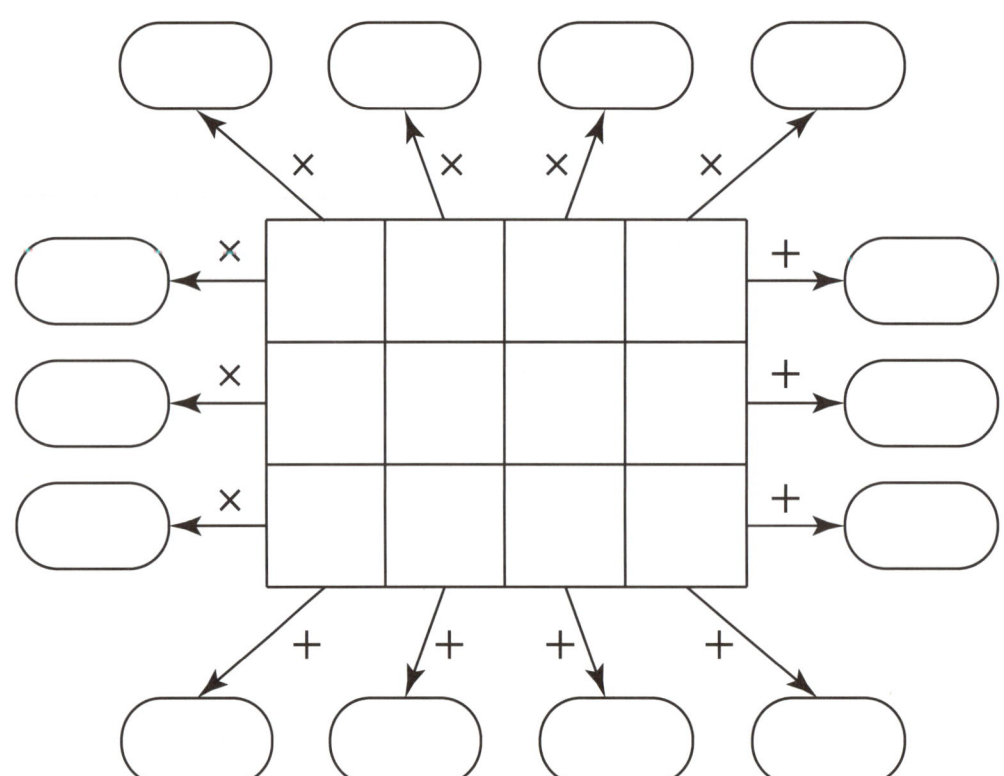

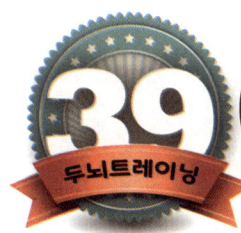

좌우 그림 세기

주의집중
시지각
문제해결

왼쪽을 바라보는 치타의 개수를 세어 왼쪽 빈칸에 적고, 오른쪽을 바라보는 치다의 개수를 세어 오른쪽 빈칸에 적습니다.

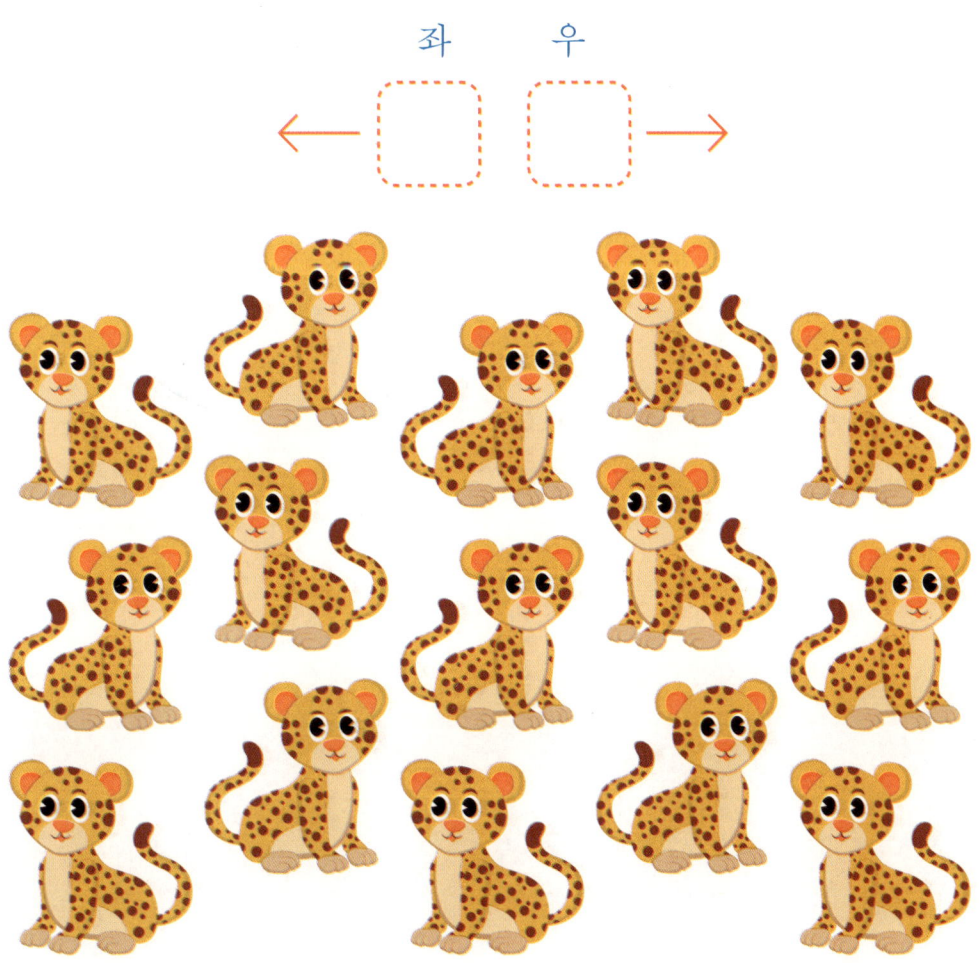

예시답안 참조

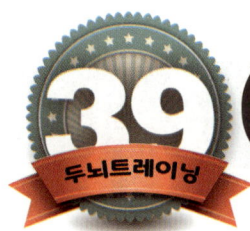 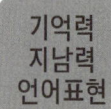

지난주 스케줄

지난주에 만났던 사람 이름과 장소 그리고 함께 한 일을 적어봅니다.

만난 사람 이름 :

만난 장소 :

만나서 함께 한 일 :

[예시답안]

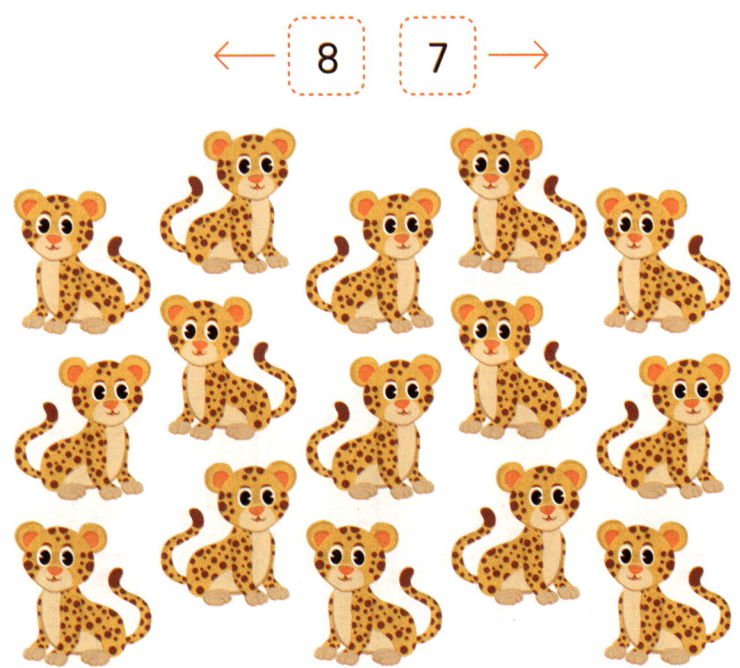

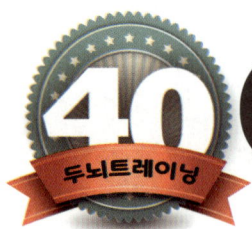

날짜 시간 덧셈 곱셈

지남력
연산능력
작업기억력

_____ 년   월   일

현재 날짜와 시각을 사용하여 '날짜 시간 덧셈 곱셈' 활동을 합니다.
계산한 뒤, 계산기로 정답을 확인합니다.

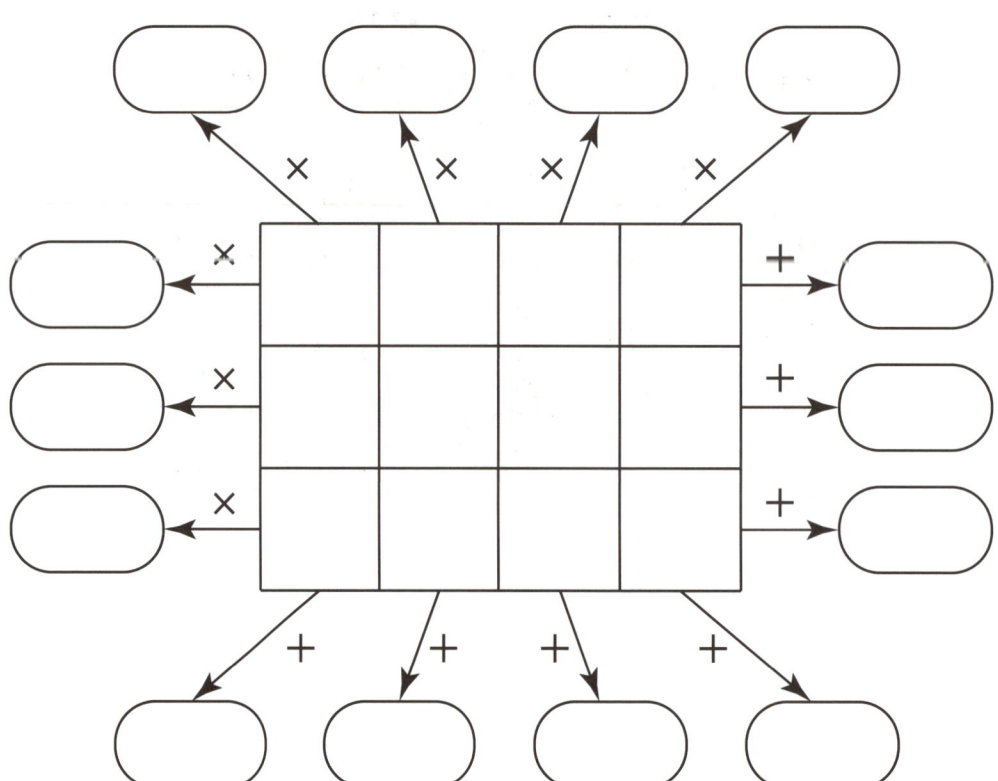

40 두뇌트레이닝

만다라 색칠하기

주의집중
소근육운동
언어표현

다음의 그림을 예쁘게 색칠하고 완성된 그림에 제목을 붙입니다.

제 목 :

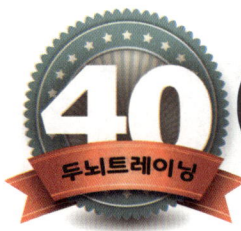

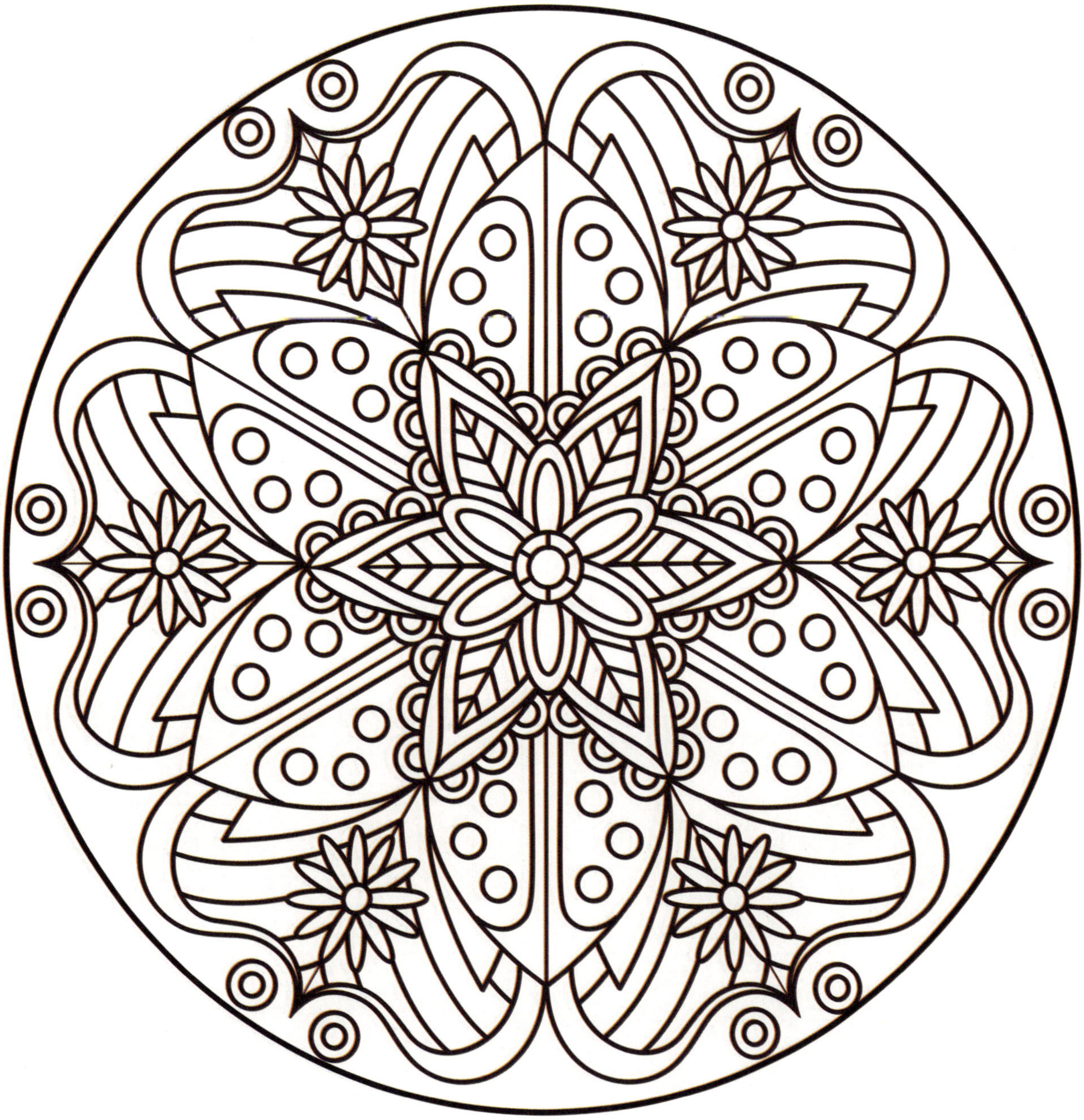

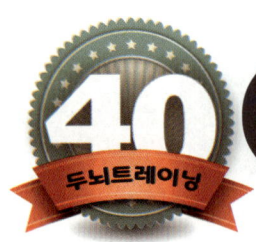

마음을 위한 보약

주의집중
언어이해
소근육운동

문장을 천천히 읽고 글자를 따라 써 봅니다.

삶을 보전하려는 자는 욕심을 적게 하고, 몸을 보전하려는 자는 이름을 피하나니, 욕심을 없애기는 쉬우나 이름을 없게 하기는 어렵다.

출처: 명심보감

위의 글을 그대로 다시 적어봅니다.

NOTE

NOTE